Gesundheit mit der **Apotheke**

Homöopathie leicht gemacht

- So funktioniert Homöopathie
- Die passenden Mittel für die häufigsten Erkrankungen finden
- Mit genauer Handlungsanleitung
- Zur sanften Selbstbehandlung von Kindern, Erwachsenen und Senioren
- Ohne Vorkenntnisse einfach umsetzbar

Apothekerin Brigitte M. Gensthaler
2., vollständig überarbeitete Auflage

GOVI

Die Autorin

Brigitte M. Gensthaler ist Apothekerin. Nach dem Pharmaziestudium in München hat sie mehrere Jahre in öffentlichen Apotheken gearbeitet. Als Redakteurin der Apotheker-Fachzeitschrift „Pharmazeutische Zeitung“ betreut sie die wissenschaftlichen Titelbeiträge und verfasst medizinische und pharmazeutische Fachartikel. Als Korrespondentin des Govi-Verlags ist sie in München tätig. Außerdem schreibt sie regelmäßig für die Apothekenkundenzeitschrift „Neue Apotheken Illustrierte/Gesundheit“. Seit Jahren befasst sie sich mit Geschichte, Theorie und Anwendung besonderer Heilverfahren, vor allem der Homöopathie.

Zu diesem Buch

Mehr als 200 Jahre alt ist die Homöopathie und immer noch topaktuell. Viele Ärzte, Apotheker und Patienten vertrauen auf diese Heilkunde, die den ganzen Menschen im Blick hat und sehr individuell ausgerichtet ist. Es geht nicht darum, ein einzelnes Krankheitszeichen möglichst rasch zu kurieren, sondern den Organismus zur Selbstregulation und Selbstheilung anzustoßen. Daher wird oft von einer ganzheitlichen, sanften Heilweise gesprochen. Sie kann und will die Schulmedizin nicht verdrängen, in manchen Bereichen aber sinnvoll ergänzen oder erweitern.

Die Homöopathie bietet wertvolle Hilfen für die Eigenbehandlung. Wie Sie leichtere Beschwerden mit homöopathischen Mitteln in den Griff bekommen, erklärt dieser Ratgeber. Bei den Krankheitsbeschreibungen finden Sie detaillierte Angaben zu vielen Mitteln, die sich für die Selbstbehandlung eignen, aber auch deutliche Hinweise, wann Sie zum Arzt gehen sollten.

Wichtige Grundsätze dieser Heilkunde lassen sich aus der Geschichte ihrer Entstehung erklären. Darauf geht dieser Ratgeber ebenso ein wie auf die Regeln zu Auswahl und Einnahme der Heilmittel. Denn richtig gewählt und angewandt, hat die Homöopathie keine Nebenwirkungen.

Fragen Sie Ihre Apothekerin oder Ihren Apotheker. Ihr/sein Rat hilft Ihnen, gesund zu werden und gesund zu bleiben – die Homöopathie trägt dazu bei.

München, im März 2004
Brigitte M. Gensthaler

Inhalt

Samuel Hahnemann – Begründer der Homöopathie

Mehr als 200 Jahre alt ist die Homöopathie – und immer noch topaktuell. Zwar gibt es heute unterschiedliche Richtungen und Anschauungen innerhalb dieser Heilkunst, zum Beispiel über die Art der eingesetzten Heilmittel oder die Zusammenarbeit mit der Schulmedizin, aber alle Homöopathen schauen zurück auf einen deutschen Arzt, der diese Arzneitherapie begründete: Dr. Christian Friedrich **Samuel Hahnemann**. Seit seinen ersten Veröffentlichungen säumen begeisterte Anhänger und erbitterte Kritiker den Weg der Homöopathie. Auch heute schätzen viele Patienten die Vorzüge der bei richtiger Anwendung nebenwirkungsfreien Arzneien. Gehen wir zurück zu ihren Anfängen, ins 18. Jahrhundert.

Der deutsche Arzt Dr. Samuel Hahnemann entwickelte Anfang des 19. Jahrhunderts eine neue Arzneimitteltherapie, die er selbst Homöopathie nannte.

Wir befinden uns im Jahr 1755 in Sachsen. Am 10. April wird Samuel Hahnemann in Meißen als Sohn eines nicht gerade wohlhabenden Porzellanmalers geboren. Er besuchte die lateinische Stadtschule seiner Heimatstadt und später die Fürstenschule St. Afra. Der junge Mann studierte Medizin in Leipzig und ging dann nach Wien, wo er bei dem Leibarzt der Kaiserin Maria Theresia, Joseph von Quarin, lernte. Während eines Aufenthalts in Siebenbürgen konnte er nicht nur viele Patienten mit Malaria (Wechselfieber) beobachten, sondern erkrankte auch selbst daran. 1779 legte er in Erlangen sein Doktorexamen ab und ließ sich ein Jahr später als praktischer Arzt nieder. Seinen Lebensunterhalt verdiente Hahnemann, der mehrere Sprachen fließend beherrschte, mit der Übersetzung von wissenschaftlichen Texten. Er beschäftigte sich eingehend mit der Gerichts-

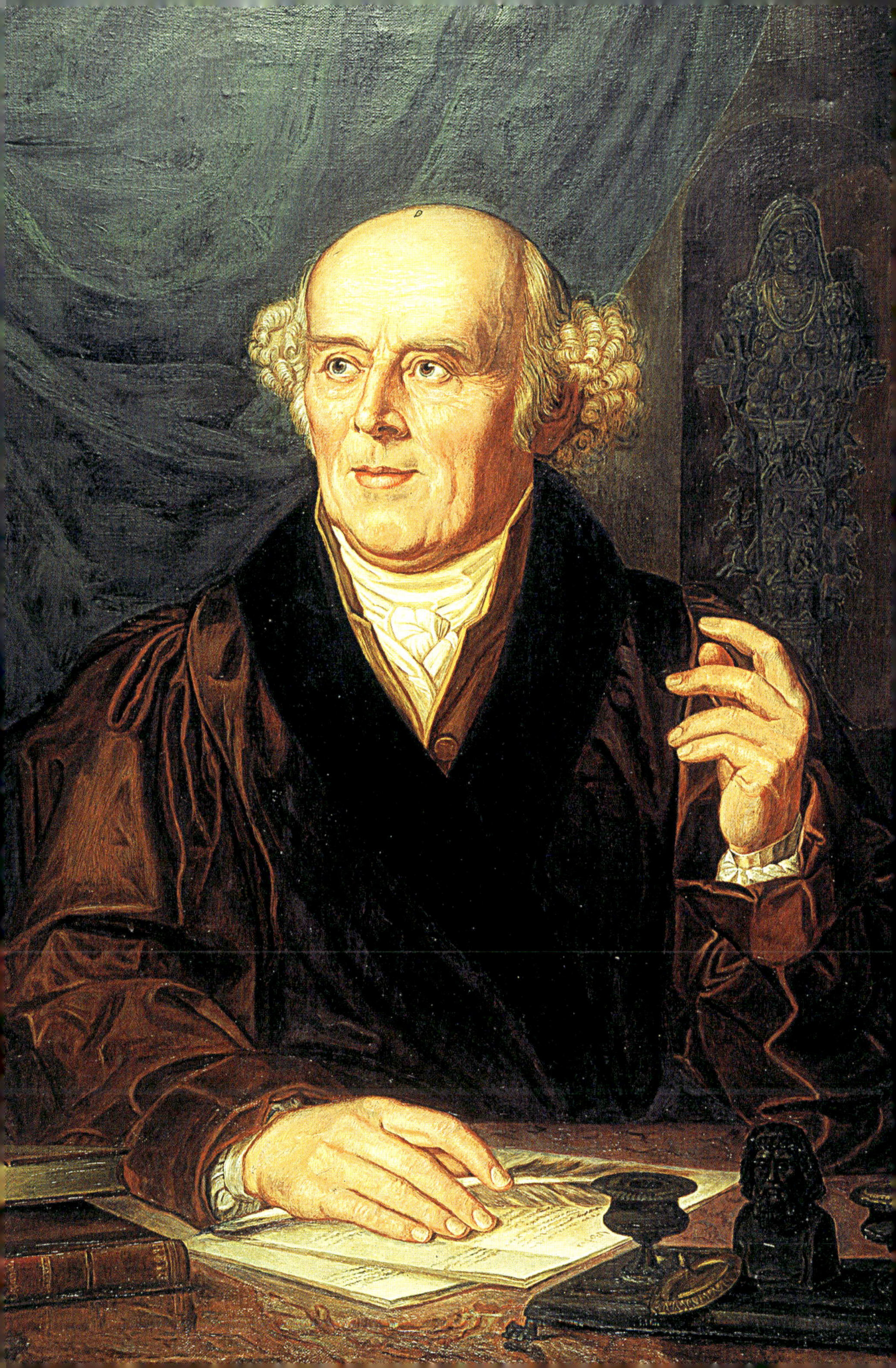

medizin, der Behandlung von Geisteskranken, mit Hygiene, Chemie und Pharmazie und veröffentlichte zahlreiche **wichtige Entdeckungen**. In einem vierbändigen „Apothekerlexikon" fasste er das pharmazeutische Wissen seiner Zeit zusammen.

Dr. Hahnemann war ein vielseitig begabter und gebildeter sowie ideenreicher Gelehrter.

Doch die Art, wie die Medizin damals ausgeübt wurde, begeisterte Hahnemann wenig. Oft kritisierte er die Behandlungsmethoden, die teilweise recht grob, mitunter auch gefährlich waren. Aderlass und Schmierkuren, Brech- und Abführmittel schadeten den Patienten oft mehr als sie nützten. Dagegen wollte der junge Arzt eine gut begründete, **rationale Medizin** setzen. Er will die Wirkung der Arzneien genau kennen, bevor er sie dem Patienten gibt.

Es war Hahnemanns erklärte Absicht, die ärztliche Praxis auf eine wissenschaftliche Grundlage zu stellen.

Um dieses Wissen zu erlangen, schreckte er vor Selbstversuchen nicht zurück. Berühmt geworden ist sein Versuch mit Chinarinde (1790), damals ein gängiges Mittel gegen Wechselfieber. Obwohl völlig gesund, nahm er größere Mengen Chinarinde ein und stellte fest, dass die Einnahme bei ihm genau die Beschwerden auslöste, die er bereits von seiner eigenen Malaria-Erkrankung her kannte. Hahnemann notierte dazu: „Substanzen, welche eine Art von Fieber erregen, löschen die Typen des Wechselfiebers aus." Damit war – so interpretierte er später – die „Morgenröte" der neuen Lehre angebrochen. In den folgenden Jahren probierte er verschiedene Arzneien aus. Erst **1796** veröffentlichte er in einem bekannten Medizinjournal seine Arbeit „Versuch über ein neues Prinzip zur Auffindung der Heilkräfte der Arzneisubstanzen" und beschrieb darin, wie er mit Hilfe der Ähnlichkeitsregel (siehe nächstes Kapitel) das für einen Kranken jeweils passende Arzneimittel findet.

Das Jahr 1796 gilt als Geburtsstunde der Homöopathie.

Damit ist die Homöopathie geboren!

In den Folgejahren entwickelte Hahnemann seine Heilmethode stetig weiter und verfeinerte sie. Nach vielen weiteren Forschungen gab er 1810 das „Organon der rationellen Heilkunde“ heraus, in dem er die Grundsätze und präzise Anweisungen für sein neues medizinisches System niederschrieb. In dieser Zeit erwarb Hahnemann den Professorentitel an der Universität Leipzig und lehrte dort 17 Semester lang. Zusammen mit seinen Studenten führte er viele Arzneimittelprüfungen aus und veröffentlichte diese. Nach Streitigkeiten mit Leipziger Ärzten und Apothekern siedelte er nach Köthen um und hatte dort bald eine gut gehende Praxis. Sein Grundlagenwerk, das er später „Organon der Heilkunst“ nannte, ergänzte er in mehreren Auflagen. Die letzte und sechste Ausgabe veröffentlichte ein Schüler, Arthur Lutze, 1865, also 22 Jahre nach Hahnemanns Tod.
Auch privat hatte der Arzt ein erfülltes Leben. 47 Jahre lang war er mit seiner Frau Henriette verheiratet, die elf Kinder gebar. Nach ihrem Tod heiratete er 1835 – als 80-Jähriger – die 34-jährige französische Künstlerin Melanie und zog mit ihr nach Paris. Dort führten die beiden bis zu seinem Tod am 2. Juli 1843 eine ausgedehnte Praxis.

Dr. Hahnemann schuf ein neues Heilsystem. Sein Lebensziel war eine rationale Heilkunde ohne Spekulation und Geheimnistuerei. Die Arzneitherapie sollte in Experimenten nachprüfbar, die Anwendung der Arzneien genau belegt sein. Ein Grundprinzip war die Ähnlichkeitsregel.

Die Ähnlichkeitsregel

„Similia similibus curentur“: Ähnliches werde durch Ähnliches geheilt. Dieser Satz wird zu einem Grundprinzip der neuen Heilkunde. Auch der Name Homöopathie, den Hahnemann selbst geprägt hat, gibt dieses Programm wieder: „homoion pathos“ ist die griechische Bezeichnung für „ähnliches Leiden“. Was ist damit gemeint?

Die Ähnlichkeitsregel, die Hahnemann 1810 im „Organon der rationellen Heilkunde“ formulierte, beschreibt ein Grundprinzip der Homöopathie: Behandle Ähnliches mit Ähnlichem.

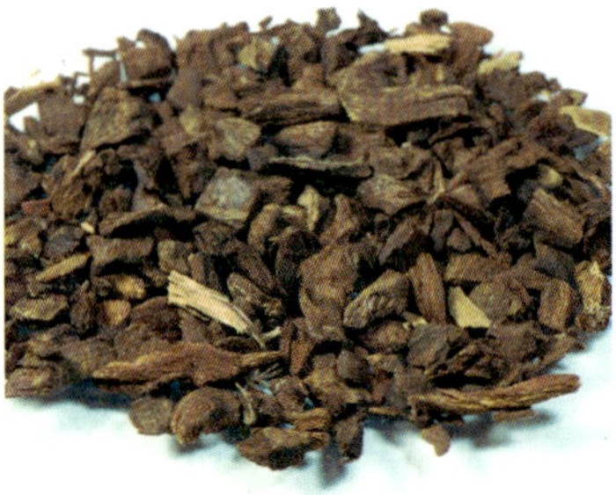

Versuche mit Chinarinde führten Hahnemann auf die Spur der homöopathischen Grundlagen.

Erinnern wir uns an den Chinarindenversuch. Hahnemann nahm Chinarinde ein und beobachtete an sich die Krankheitszeichen des Wechselfiebers. Er erklärte dies damit, dass der Organismus als Einheit und als Ganzes auf spezifische Reize – von einem Arzneimittel oder einer Krankheit – reagiere. Weiterhin zeigte ihm die Erfahrung, dass ähnliche Reize sich gegenseitig überstimmen und auslöschen. In vielfältigen Versuchen erkannte er, dass Substanzen, die am gesunden Menschen bestimmte Symptome hervorrufen, genau diese beim kranken Menschen heilen können. Im „Organon“ schreibt Hahnemann dazu: „Durch Beobachtung, Nachdenken und Erfahrung fand ich, daß im Gegentheile von der alten Allopathie die wahre, richtige beste Heilung zu finden sey in dem Satze: Wähle, um sanft, schnell, gewiß und dauerhaft zu heilen, in jedem Krankheitsfalle eine Arznei, welche ein ähnliches Leiden für sich erregen kann, als sie heilen soll.“

Damit grenzte er sich entschieden von der „Allopathie“ ab, die „Gegensätzliches“ zur Heilung einsetzt, etwa fiebersenkende Mittel gegen Fieber.

Arzneimittelprüfung am Gesunden

Die Ähnlichkeitsregel spricht bereits ein weiteres Grundprinzip der Homöopathie an. Um die Wirkung einer Arznei kennen zu lernen, werden diese in der so genannten **Arzneimittelprüfung** gesunden Menschen gegeben. Man notiert genau, welche Veränderungen und Störungen an Körper, Seele und Geist auftreten. Zusammen mit früheren Erfahrungen am Krankenbett und anderen Beobachtungen, zum Beispiel nach unfreiwilliger Einnahme oder bei Vergiftungen, entsteht das „Arzneimittelbild" als umfassende Beschreibung der Wirkung eines einzelnen Mittels. Beim kranken Menschen ist das Arzneimittel, das möglichst ähnliche Symptome in der Prüfung am Gesunden erzeugt hat, das passende Heilmittel.

Bei der Arzneimittelprüfung untersucht man, welche Symptome und typischen Eigenheiten ein Mittel bei einem gesunden Menschen auslösen kann.

Hahnemann prüfte ausschließlich einfache, nicht zusammengesetzte Arzneimittel, die er dann nach dem „Simile"-Prinzip beim Kranken einsetzte. Neben den langen Symptomenverzeichnissen für eine Substanz gab er bei einzelnen Mitteln auch eine kurze Charakteristik des Patienten, für den das Mittel „vorzüglich passen" müsse. So sollte sich Nux vomica (aus Samen des Brechnussbaumes gewonnen) besonders für feurige, hitzige, leicht jähzornige Personen eignen, die Beschwerden von reichlichem Kaffeetrinken bekommen. Dagegen sei Pulsatilla (ein Mittel aus der Wiesenküchenschelle) eher geeignet für schüchterne, weinerliche Menschen mit mildem, nachgiebigen Gemüt.

Ganz individuell: Auswahl des Heilmittels

Das Arzneimittelbild ist nur der erste Schritt auf dem Weg zum richtigen Heilmittel für einen Patienten. Damit das geeignete Arzneimittel für den einzelnen Patienten individuell gewählt werden kann, muss der homöopathisch arbeitende Arzt oder Heilpraktiker genau die **Krankheitszeichen** (Symptome) und Besonderheiten des Patienten kennen lernen.

Für die Arzneimittelwahl sucht der homöopathische Arzt nach Zeichen und Symptomen, die für den einzelnen Patienten besonders charakteristisch sind.

Nach der spontanen Beschreibung der Erkrankung wird er ihn nicht nur fragen, welches Symptom ihn plagt und ob es einen bestimmten Auslöser dafür gab, sondern auch wie der Patient es empfindet, wann und unter welchen Umständen das Anzeichen auftritt, besser oder schlimmer wird (die so genannte „Modalität"). Ebenso wird er sich nach der Ursache des Leidens, nach Wesen, Geistes- und Gemütsverfassung des Patienten sowie früheren Krankheiten erkundigen.

Es ist klar, dass die Fallaufnahme oder Anamnese einige Zeit dauert. Die homöopathische Medizin ist keine „Fünf-Minuten-Medizin". Man muss Zeit mitbringen und manchmal auch Geduld, bis das passende Mittel gefunden ist.

Wer leichte Beschwerden selbst homöopathisch behandeln will, muss ebenfalls

Vor der Wahl des homöopathischen Arzneimittels findet ein ausführliches Gespräch zwischen Arzt und Patient statt.

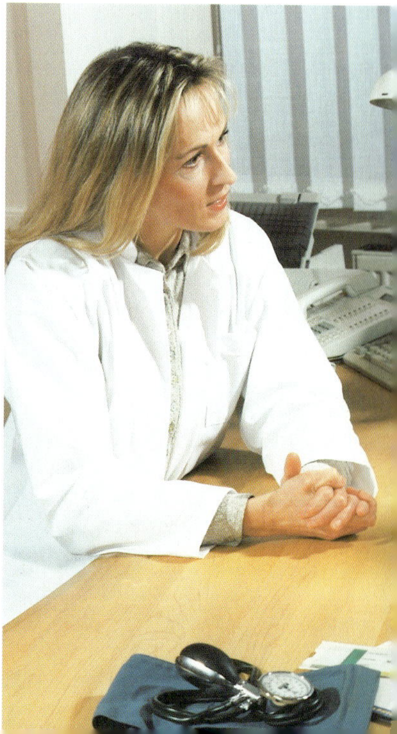

in sich hineinhorchen, um möglichst viele Einzelheiten seiner Erkrankung zu erfassen.

Je spontaner und genauer der Patient ein Symptom oder eine Modalität beschreibt, umso deutlicher weist dies auf eine Arznei hin. Das Gleiche gilt für besonders auffällige oder „komische“ Krankheitszeichen.

Dazu einige Beispiele: Die Angabe „ich habe Husten“ reicht nicht aus, um ein homöopathisches Arzneimittel zu wählen. Ist der Husten verschleimt oder trocken, schmerzt jeder Hustenstoß in der Brust, geht Harn beim Husten ab, tritt er vor allem nachts auf, wird er besser bei Kälte oder Wärme? Jammert ein Kleinkind über Ohrenschmerzen, ist es für die Mittelwahl wichtig zu wissen, ob die Schmerzen plötzlich und heftig oder schleichend begonnen haben, das Kind Fieber hat, ob Zugluft und kalter Wind die Schmerzen ausgelöst haben oder zugleich Zahnungsprobleme bestehen. Für blasse, erschöpfte Kinder wird man bei fieberhaften Erkältungen ein anderes Mittel wählen als für jähzornige, quengelige Kinder, die ständig herumgetragen werden wollen. Ebenso ist es ganz entscheidend, ob der Patient bei einem plötzlichen Fieberschub eine trockene Haut hat oder stark schwitzt.

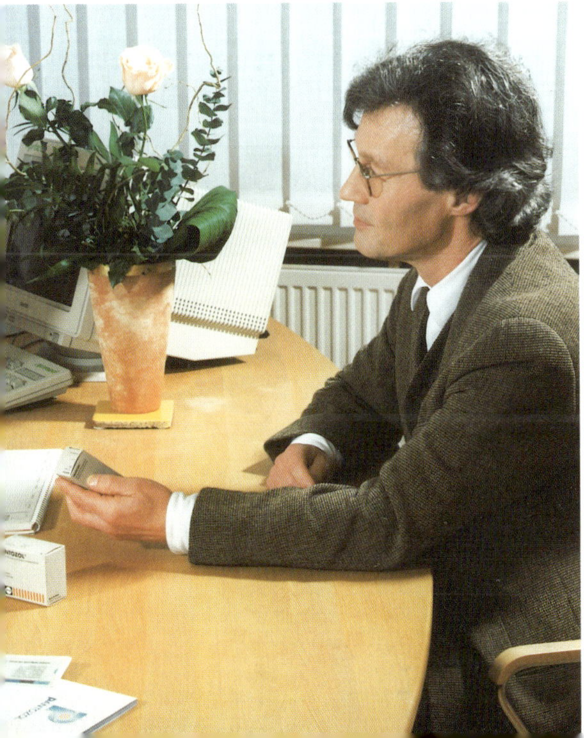

Aus diesen möglichst exakten persönlichen Angaben bestimmt der Homöopath das Arzneimittel, das beim Gesunden in der Arzneimittelprüfung solche Zeichen hervorgerufen hat. Besonders wichtig sind die Leitsymptome; das sind typische Zeichen, die immer wieder aufgetreten sind.

Die Therapie, die sich auf ein Organ oder seine (gestörte) Funktion richtet, nennt man „organotrop" oder „funktionotrop". Sie ist für die **Selbstbehandlung** von leichteren Beschwerden am besten geeignet.

In der Eigenbehandlung werden überwiegend Mittel eingesetzt, die auf das erkrankte Organ und seine Funktion zielen, also organotrop oder funktionotrop wirken.

In der „Hohen Schule" der Homöopathie erfasst der Homöopath die ganze Persönlichkeit des Patienten und orientiert sich bei der Mittelwahl daran. Diese „personotrope" Behandlung berücksichtigt die Summe aller hervorstechenden körperlichen und seelischen Eigenschaften eines Menschen, seine Konstitution. Dazu gehören nicht nur Aussehen und Haltung, Größe und Gewicht, Haut- und Haarfarbe, sondern auch bestimmte Vorlieben und Abneigungen, die vorherrschende Gemütslage und das Temperament.

Mittel, die nach diesen Merkmalen ausgewählt werden, sind oft **Konstitutionsmittel**.

Konstitutionsmittel greifen tief in die Persönlichkeit des Menschen ein, wirken also personotrop.

Sie greifen tief in die körperlichen Abläufe des Menschen ein und werden daher überwiegend von erfahrenen Homöopathen verordnet. Nach homöopathischer Anschauung soll man ein Konstitutionsmittel nicht für sich selbst auswählen, da man leicht einer Täuschung unterliegt und ein falsches Mittel wählt. Gerade bei chronischen Störungen des Befindens und Krankheiten kann ein Konstitutionsmittel gut helfen und den Prozess der Gesundung anstoßen.

Auf ein gut gewähltes Einzelmittel reagiert der Körper sofort.

Meistens verordnet ein Homöopath nur ein einziges Mittel (**Einzelmittel**-Homöopathie). Passt es zu dem Patienten und seiner Krankheit, reagiert der Körper prompt, manchmal sogar mit einer Verschlimmerung. Doch dann bessert sich die Krankheit. Manche Homöopathen geben mehrere Mittel im Wechsel, das hängt von ihrer Erfahrung und therapeutischen Anschauung ab.

VON DER URTINKTUR ZUR HÖHEREN POTENZ

Auch Hahnemann beobachtete diese Erstverschlimmerung. Dies ist nicht verwunderlich, wenn man bedenkt, dass die Arzneisubstanzen in größeren Mengen beim gesunden Menschen Krankheitszeichen hervorrufen. Aus diesem Grund setzte Hahnemann immer kleinere Substanzmengen ein. Dazu verdünnte er schrittweise seine Mittel, meist im Verhältnis 1 zu 100, und machte die erstaunliche Entdeckung, dass die speziell bearbeiteten Mittel in **kleinsten Mengen** besser wirkten als die Ausgangsstoffe. Sie waren wirksam, aber die Erstverschlimmerung verlief milde.

Die Verwendung kleinster Arzneigaben ist neben der Ähnlichkeitsregel ein weiteres Kennzeichen der Homöopathie.

Hahnemann sprach zunächst von „Verdünnungsstufen" seiner Arzneien, prägte aber 1827 den Begriff des „**Potenzierens**" für das schrittweise Verdünnen, Verschütteln oder Verreiben von Arzneimitteln. Das Wort kommt vom Lateinischen „potentia" und bedeutet Kraft oder Stärke. Man will damit ausdrücken, dass nach dem Grundprinzip der Homöopathie nicht der materielle Stoff an sich wirkt, sondern dessen „geistige Kraft" oder „Dynamis". Diese Heilkraft wird durch das Potenzieren stufenweise freigesetzt. Je häufiger dieser Vorgang wiederholt wird, umso intensiver wird die Arzneikraft frei. Erst die Aufarbeitung nach den festen homöopathischen Regeln macht einen Ausgangsstoff zu einem homöopathischen Heilmittel.

Beim Potenzieren einer Arznei nach homöopathischen Regeln werden ihre Heilkräfte freigesetzt. Je höher die Potenzstufe, umso stärker und tiefer wirkt die Arznei.

Was geschieht beim Potenzieren?

Aus einem Grundstoff, beispielsweise einer Heilpflanze, wird nach homöopathischer Vorschrift zunächst ein Extrakt, die so genannte Urtinktur, bereitet. Das Zeichen dafür sieht wie eine durchgestrichene Null aus: Ø. Diese wird mit einem Alkohol-Wasser-Gemisch im Verhältnis 1 zu 10 gemischt und zehn Mal kräftig geschüttelt. Man erhält die erste Potenzstufe „D1" (vom Lateinischen „decem" = 10). Im nächsten Schritt wird ein Teil D1 mit neun Teilen Alkohol-Wasser-Gemisch (1 zu 10) versetzt und zehn Mal geschüttelt; man bekommt die D2. So kann man stetig weiterarbeiten und erhält immer höhere Potenzstufen. Beim Verschütteln soll die Heilkraft des Arzneistoffs freigegeben und allmählich dem Trägerstoff „eingeprägt" werden. Bei festen Stoffen wird der Ausgangsstoff mit Milchzucker als Trägerstoff zu einem Pulver verrieben.

Hahnemann selbst hat häufig mit C-Potenzen gearbeitet, die heute vor allem in Frankreich üblich sind. „C" kommt vom Lateinischen „centum" = 100. Dabei wird nach dem geschilderten Verfahren der Stoff 1 zu 100 potenziert. Außerdem entwickelte Hahnemann in seinen letzten Lebensjahren die LM-(oder Q-)Potenzen; dabei wird der Arzneistoff in jedem Schritt 1 zu 50 000 mit dem Träger versetzt und verarbeitet. LM-Potenzen sollen besonders sanft, aber tief wirken und eignen sich nicht für die Selbstbehandlung.

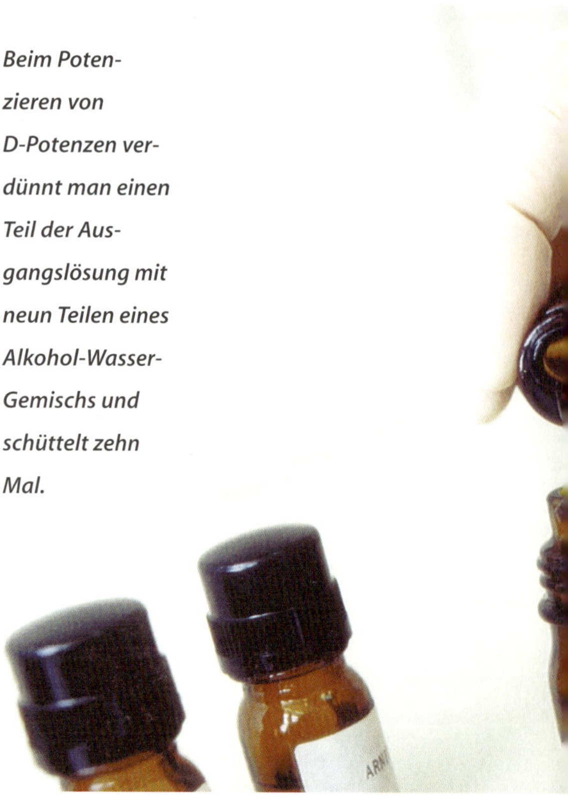

Beim Potenzieren von D-Potenzen verdünnt man einen Teil der Ausgangslösung mit neun Teilen eines Alkohol-Wasser-Gemischs und schüttelt zehn Mal.

Tiefpotenzen zur Selbstbehandlung

Jedes homöopathische Arzneimittel trägt die Angabe seiner Potenz, also Ø oder D plus eine Ziffer beziehungsweise C oder LM plus eine Ziffer. In der Praxis unterscheidet man Tief-, Mittel- und Hochpotenzen. Die Einteilung ist nicht ganz einheitlich; im Allgemeinen gelten Potenzen von Urtinktur bis D12 als tief, von D12 bis D30 als mittel und ab D30 als hoch. Je höher die Potenz, umso stärker hat sich die Arzneikraft in den Trägerstoff eingeprägt und umso tiefer und nachhaltiger wirkt das Mittel. Daher nimmt man Hochpotenzen oft nur einmal oder in großem zeitlichen Abständen ein.

Tiefpotenzen eignen sich gut für die Selbstbehandlung. Sie wirken relativ kurz.

In der Selbstbehandlung verwendet man nur **Tiefpotenzen**, vor allem D3, D4, D6 und D12, die eher kurz, das heißt in den meisten akuten Fällen nur einige Stunden wirken. Wenn die erste Gabe gewirkt und „ausgewirkt" hat, kann der Patient die Einnahme wiederholen. Ob der Patient lieber Tropfen oder Streukügelchen nimmt (siehe Kapitel „Häufige Arzneiformen" auf Seite 21), kann er selbst bestimmen, so lange die Potenz der Mittel die gleiche ist.

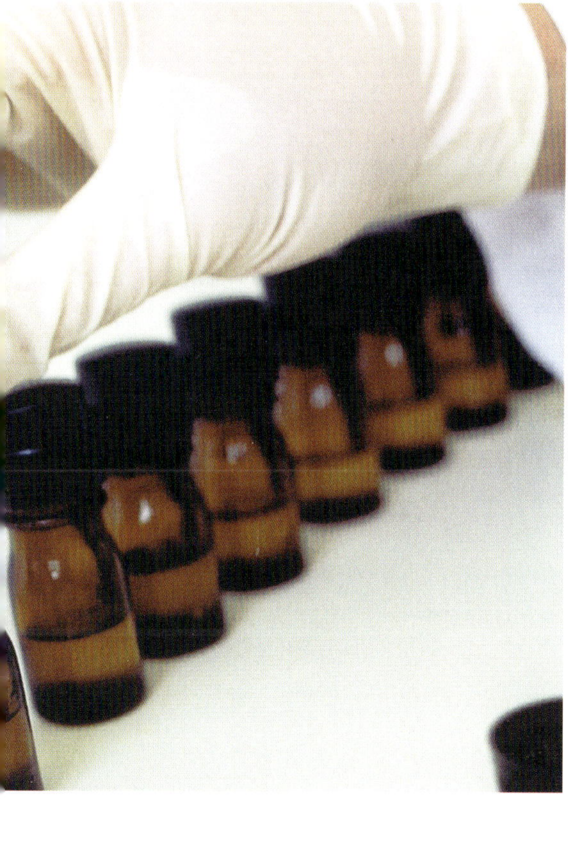

Komplex- oder Einzelmittel?

Schon zu Hahnemanns Zeiten entbrannte ein Streit, ob man in der Homöopathie auch mehrere Mittel gleichzeitig bei einem Patienten einsetzen dürfe. Hahnemann selbst – und mit ihm die heute tätigen klassischen Homöopathen – setzte ganz klar auf Einzelmittel.

Mittlerweile haben sich Kombinationspräparate jedoch in vielen Fällen bewährt und durchgesetzt. Ihr Einsatz folgt dem Gedanken, dass komplexe Krankheiten und Symptome durch einen Mittelkomplex besser erfasst und der Körper besser zur Reaktion angestoßen werde als durch einfache Mittel.

Komplexmittel eignen sich vor allem für die Selbstbehandlung, wenn die Ähnlichkeit der Erkrankung zu einem Einzelmittel nicht klar erkennbar ist.

Komplexmittel werden nach festen „bewährten" Indikationen eingesetzt, nicht nach dem Krankheitsbild im Einzelfall. So heißt es beispielsweise: „bei fieberhaften Infekten", „bei nervösen Schlafstörungen" oder „bei Verstauchungen und Prellungen". Nach den Auslösern der Beschwerden, den Modalitäten oder dem seelischen Empfinden des Patienten wird nicht gefragt.

In Anlehnung an die Ähnlichkeitsregel spricht man bei Komplexmitteln von „Complexa complexis curantur" – Komplexes werde durch Komplexes geheilt.

Heute bieten etliche Firmen Komplexmittel an, die mehrere, aufeinander abgestimmte homöopathische Mittel in tiefen Potenzen enthalten.

Komplexmittel bieten einige Vorteile in der **Selbstbehandlung**. Sind die Krankheitszeichen sehr vielfältig, zum Beispiel bei einer Erkältung, ist die Wahrscheinlichkeit höher, ein passendes Mittel einzunehmen. Außerdem kann ein Komplexmittel hilfreich sein, wenn der Patient seine Symptome nicht so genau beobachtet hat oder die Zeit für die Ermittlung eines Einzelmittels zu knapp ist. In geeigneten Fällen wird auch der Apotheker zu Komplexmitteln raten.

Ausgangsstoffe: Pflanzen, Tiere, Mineralien

Um gleich vorweg mit einem Missverständnis aufzuräumen: Homöopathie ist **keine Pflanzenheilkunde**, und ein homöopathisches Heilmittel ist nicht immer etwas Pflanzliches. Neben Pflanzen werden Tiere und ihre Sekrete, Mineralien und Erden, aber auch Gifte und Krankheitsausscheidungen verarbeitet.

Pflanzen, Tiere und ihre Ausscheidungen, Mineralien und Erden liefern Grundstoffe für homöopathische Heilmittel.

Viele Heilmittel entstehen aus Pflanzen. Dabei werden einheimische Arten verarbeitet wie Ringelblume (Calendula officinalis), Alpenveilchen (Cyclamen europaeum) oder Wiesenküchenschelle (Pulsatilla pratensis), aber auch Exoten wie Lebensbaum (Thuja occidentalis) oder Bailahuenkraut aus Südamerika (Haplopappus baylahuen). Viele Giftpflanzen liefern wertvolle Mittel, zum Beispiel Tollkirsche (Atropa belladonna), Blauer Eisenhut (Aconitum napellus) oder Roter Finger-

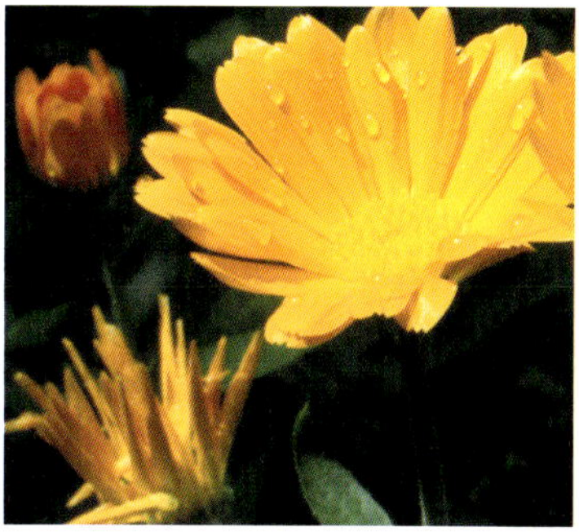

Ringelblume

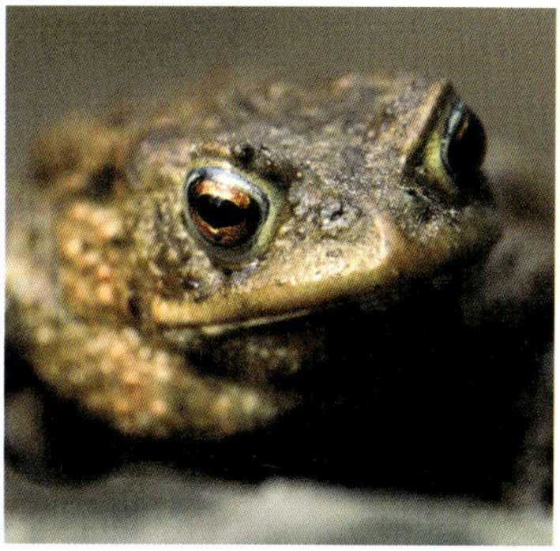

Kröte

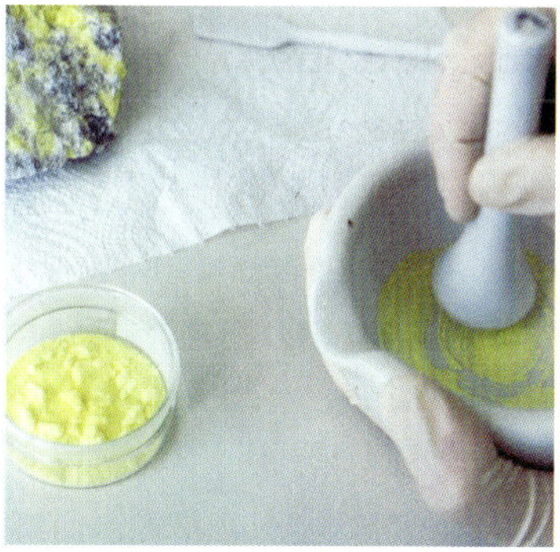

Schwefel

hut (Digitalis purpurea). Solche Zubereitungen sind bis einschließlich D3 verschreibungspflichtig, das heißt, man bekommt sie nur auf ärztliches Rezept. Verarbeitet werden auch Ausscheidungen von Pflanzen, zum Beispiel Terebinthina, das Öl aus Pinienharz. Pilze zählen ebenso zum Repertoire: Agaricus muscarius ist der Fliegenpilz. Auch Tiere werden verarbeitet, zum Beispiel Honigbienen (Apis mellifica), Waldameisen (Formica rufa) oder Cantharis, die Spanische Fliege. Tierische **Gifte** stammen von Schlangen wie Lachesis mutus (Buschmeisterschlange), Vipera berus (Kreuzotter) oder Kröten (Bufo rana). Sepia wird aus dem Sekret der Tintendrüse des Tintenfischs hergestellt.

Auch giftige Pflanzen, Pilze sowie tierische Gifte werden zu Homöopathika verarbeitet.

Aus dem Mineralbereich stammt eine Vielzahl von Ausgangsstoffen. Man verwendet Mineralien wie Kieselsäure (Silicea) und Austernschalenkalk (Calcium carbonicum) sowie Metalle wie Gold (Aurum) oder Silber (Argentum). Auch Schwefel (Sulfur), Phosphor (Phosphorus), Eisenphosphat (Ferrum phosphoricum) oder Kochsalz (Natriumchlorid; Natrium muriaticum) sind wertvolle Arzneimittel in der Homöopathie.

Etwas befremdlich mutet der Gedanke an, dass auch Krankheitskeime und -ausscheidungen nach homöopathischem Vorbild zu Arzneimitteln verarbeitet werden. Man nennt sie „**Nosoden**". So wird beispielsweise „Pertussinum" aus dem Auswurf keuchhustenkranker Kinder hergestellt. Ebenfalls sehr speziell sind „Autonosoden"; dabei wird Körpersubstanz des Patienten speziell für ihn aufbereitet, zum Beispiel Blut, Eiter, Speichel oder Nieren- und Blasensteine. Es versteht sich von selbst, dass nur erfahrene Homöopathen solche Heilmittel einsetzen können.

Nosoden sind Zubereitungen aus Krankheitserregern und -produkten oder aus menschlichen Stoffen wie Blut und werden nach der Idee der „isopathischen" Heilkunde (Gleiches werde mit Gleichem geheilt) eingesetzt.

Häufige Arzneiformen: Tropfen und Globuli

Im Kapitel über die Potenzierung ging es vor allem um flüssige Zubereitungen. Tropfen – in der Fachsprache Dilutionen – sind typische **Arzneiformen** für die Homöopathie. Da eine Dilution immer ein Alkohol-Wasser-Gemisch enthält, sollen schwangere und stillende Frauen, Kinder und gegen Alkohol besonders empfindliche Personen („trockene" Alkoholiker) besser die so genannten Globuli nehmen. Diese Zuckerstreukügelchen führte Hahnemann in die Therapie ein, um die Verabreichung kleinster Arzneimittelgaben zu erleichtern. Die Kügelchen werden mit der flüssigen Zubereitung in genau abgemessenem Verhältnis benetzt und anschließend getrocknet. Dabei verdunstet der Alkohol. Globuli erhalten die Bezeichnung (D- oder C-Potenz) der zum Benetzen verwendeten Flüssigkeit, da bei der Herstellung keine weitere Potenzierung stattfindet.

Homöopathische Arzneimittel werden meist als Dilutionen oder Globuli, selten als Tabletten oder Pulver eingenommen.

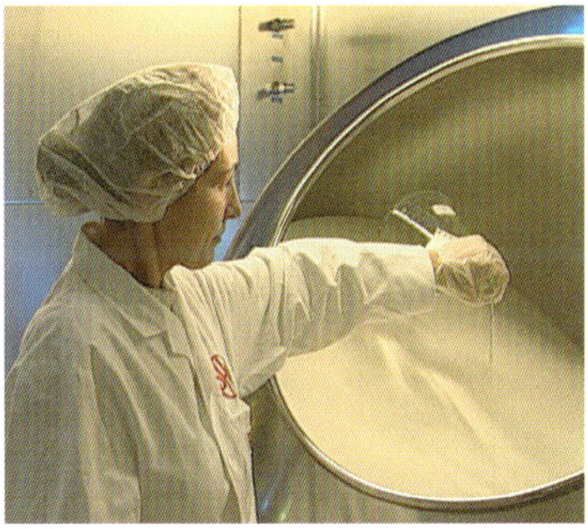

Bei der Globuliherstellung erhalten die Zuckerkügelchen genau die Potenz der Dilution, mit der sie benetzt werden.

Aus manchen Grundstoffen kann man keine Lösung bereiten, weil die Stoffe nicht löslich sind. Man verarbeitet sie durch intensives Verreiben mit Milchzucker zu Pulvern, den „Verreibungen" oder Triturationen. Durch Verpressen der Pulver entstehen homöopathische Tabletten.
Andere Arzneiformen wurden großteils erst nach Hahnemann entwickelt und werden eher selten eingesetzt: Lösungen in Ampullen zum Spritzen oder in Trinkampullen, Zäpfchen, Augen- und Nasentropfen sowie Salben.

In jedem Fall werden die Zubereitungen nach homöopathischer Vorschrift hergestellt und potenziert. Daher muss man keine Angst vor einer Vergiftung haben, wenn man Mittel aus giftigen Grundstoffen anwendet. Pflanzen wie Eisenhut und Tollkirsche und chemische Verbindungen mit Arsen sind zwar ursprünglich hoch giftig, aber sie entfalten in der homöopathischen Zubereitung ihre heilende Kraft, ohne giftig zu wirken.

Nicht jedes Mittel ist in allen Formen erhältlich. Ab D6, also der sechsten Potenzstufe, sind alle Mittel auch flüssig herstellbar. Homöopathische Arzneiformen halten sich ungeöffnet in der Regel fünf Jahre. Bei gleicher Potenz kann man die Arzneiformen bei Bedarf austauschen: 5 Tropfen einer Dilution entsprechen 5 Globuli oder 1 Tablette.

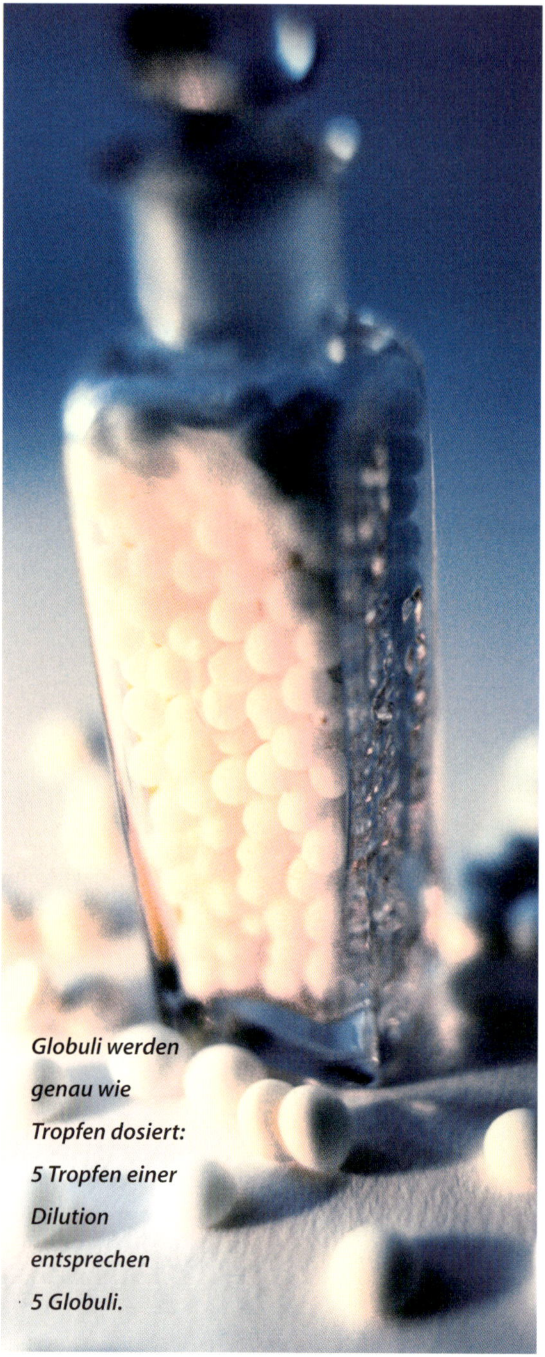

Globuli werden genau wie Tropfen dosiert: 5 Tropfen einer Dilution entsprechen 5 Globuli.

Nur in der Apotheke

Im Gegensatz zu Hahnemanns Zeiten ist es heute selbstverständlich, dass man homöopathische Arzneimittel in der Apotheke kaufen kann. Es gibt sie ausschließlich in der Apotheke, denn rechtlich gelten sie als **apothekenpflichtige Arzneimittel**. Damit schreibt der Gesetzgeber vor, dass Herstellung, Lagerung und Abgabe nur nach den strengen Regeln des Arzneimittelgesetzes stattfinden, und sichert damit eine einheitlich hohe Qualität der Mittel.

Homöopathische Arzneimittel sind „apothekenpflichtig", das heißt, sie dürfen nur in der Apotheke abgegeben werden. Dies sichert die Qualität und schützt den Patienten.

Samuel Hahnemann schrieb zahlreiche Hinweise zur Herstellung seiner Arzneimittel auf, verfasste aber selbst kein Rezepturbuch. Später sammelten homöopathische Ärzte und Apotheker die Angaben und veröffentlichten diese als „Dispensatorium" oder „Homöopathische Pharmacopöe". 1978 erschien in Deutschland das erste amtliche „**Homöopathische Arzneibuch**" (HAB); seit August 2000 gilt die zweite Ausgabe, das HAB 2000.

Im Homöopathischen Arzneibuch ist die Herstellung der Heilmittel genau und verbindlich geregelt.

Das HAB beschreibt alle zulässigen Herstellungsverfahren und gibt für jeden Stoff einzeln an, nach welcher Vorschrift er aufbereitet und potenziert wird. Der Einsatz von Maschinen ist eingeschränkt erlaubt, vieles wird von Hand gemacht. Nach diesen Vorschriften müssen sich sowohl Firmen richten, die die Mehrzahl der homöopathischen Arzneimittel anfertigen, als auch Apotheken, die Homöopathika herstellen.
Die meisten Apotheken halten die gebräuchlichen homöopathischen Heilmittel vorrätig. Ein gewünschtes Mittel können sie bestellen oder anfertigen. Allerdings muss man sich im Einzelfall gedulden, da die vorschriftsmäßige Zubereitung mitunter Tage dauern kann.

Homöopathische Einzelmittel werden in einfachen braunen Fläschchen oder kleinen Dosen abgegeben, auf der nur der Name des Mittels, die Potenz und die Herstellerfirma stehen. In der Regel haben sie keinen Beipackzettel.

Homöopathika haben einen besonderen Rechtsstatus. Sie müssen ihre Wirksamkeit nicht nachweisen und werden lediglich registriert. Folglich dürfen sie keinen Wirkungsbereich angeben. Eine Ausnahme machen Komplexmittel, die mehrere Bestandteile enthalten und bei festen Indikationen eingesetzt werden.

Individuelle Arzneimittel

Homöopathische Einzelmittel werden nach Symptomen und Besonderheiten des Patienten oder nach den Ursachen einer Erkrankung eingesetzt, so dass ein und dasselbe Mittel bei scheinbar sehr verschiedenen Krankheiten zum Zuge kommen kann. Ein Beispiel: Der Blaue Eisenhut, Aconitum napellus, ist eine wichtige homöopathische Arznei bei vielen akuten fiebrigen Erkrankungen, die plötzlich und sehr heftig beginnen, solange der Patient nicht schwitzt. Akute Entzündungen können viele Organe betreffen. Aconitum hilft bei Erkrankungen, die durch kalten Wind ausgelöst wurden oder Folgen von großem Schreck oder Schock sind. So verschieden die Indikationen sind, so individuell können auch Dosierung, Potenz und Einnahmevorschrift sein.

Aus diesem Grund kann Ihnen häufig auch der Apotheker nicht sagen, wofür der Arzt ein bestimmtes Arzneimittel verordnet hat. Er müsste dazu Ihre ganze Krankengeschichte erfragen.

Homöopathie als Reiztherapie

Die Homöopathie wird häufig als sanfte Heilkunst bezeichnet. Das mag stimmen, wenn man damit ausdrücken will, dass sie bei richtiger Anwendung keine Nebenwirkungen hat. Es bedeutet nicht, dass sie nur oberflächlich oder kurz wirksam ist. Gerade Hochpotenzen und Konstitutionsmittel greifen tief und nachhaltig in die körperlichen Abläufe des Menschen ein.

Über die Wirkungsweise seiner Heilmittel hat sich Hahnemann Gedanken gemacht. Er ging davon aus, dass nicht Atome und Moleküle in seinen Mitteln wirken, sondern eine geistige Kraft. Diese „Dynamis" – ein Begriff aus seiner damaligen Zeit – wird beim Potenzieren freigesetzt, weshalb Hahnemann auch von „Dynamisation" sprach. Mit heutigen Worten würden wir eher sagen, dass das Mittel dem Trägerstoff seine Information einprägt.

Die Homöopathie zählt zu den Reiztherapien und will die Selbstheilungskräfte des Patienten anregen.

Man geht davon aus, dass die homöopathische Arznei eine Hilfe zur Selbsthilfe für den Menschen ist. Sie arbeitet nicht gegen den Körper und unterdrückt keine Symptome, sondern regt vielmehr die Selbstheilungskräfte an.

Das passende Mittel setzt im Körper einen **Reiz**, der eine Reaktion herausfordert. Darauf reagiert der Organismus als Ganzes in einer Weise, die auf Wiederherstellung seiner Gesundheit zielt. Im homöopathischen Sinne regen die Similia den Körper an, Fehlfunktionen selbst zu regulieren; sie unterdrücken aber kein Krankheitszeichen. Reagiert der Patient zu heftig, entsteht die Erstverschlimmerung. Legt man eine Therapiepause ein, verschwindet die überschießende Reaktion.

Sind die Wirkungen nachweisbar?

Es wurde und wird häufig versucht, die Wirkung der Homöopathie mit naturwissenschaftlichen Methoden nachzuweisen. Das scheitert in der Regel daran, dass diese Heilkunde stark personenbezogen arbeitet. Die Standardmethode zum Nachweis einer Arzneiwirkung, der so genannte Doppelblindversuch, ist daher kaum anwendbar. Es liegen klinische Studien vor, die eine Wirkung zeigen oder als wahrscheinlich erweisen, aber auch solche, die keine spezifische Wirkung nachweisen konnten. In Fallbeschreibungen und Anwendungsbeobachtungen berichten viele Homöopathen von guten Heilerfolgen, auch bei hartnäckigen Leiden.

Kritiker der Homöopathie beziehen sich häufig auf die Hochpotenzen. Physikalisch betrachtet, kann ab einer Potenz von D23 oder C12 kein Teilchen der Ausgangssubstanz mehr in der Arznei sein. Skeptiker halten deshalb die Hochpotenzen für unwirksam. Dagegen steht die Erfahrung vieler Homöopathen, die mit Hochpotenzen gute Erfolge erzielt haben und dies auf die dem Trägerstoff eingeprägte „Information" der Arznei zurückführen. Dies kann man derzeit naturwissenschaftlich nicht nachweisen. Jedoch weiß man heute aus anderen Forschungen, dass selbst Minimengen bestimmter Stoffe in lebenden Organismen große Effekte hervorrufen können.

Trotz Für und Wider lässt sich festhalten, dass im Lauf der letzten 200 Jahre viele Ärzte, Homöopathen, Apotheker und Patienten sehr gute Erfahrungen mit der Homöopathie gemacht haben.

Bewährte Helfer für leichtere Beschwerden

Die Homöopathie ist eine sehr individuelle Arzneitherapie, die bei bestimmten Erkrankungen gute Erfolge zeigen kann. Die Angaben in diesem Buch beschränken sich auf die Selbstbehandlung. Ein erfahrener Homöopath wird deutlich mehr Krankheiten erfolgreich therapieren können.

Zahlreiche **leichtere Erkrankungen** wie Erkältungen, grippale Infekte, Beschwerden vor oder während der Regelblutung oder Muskelkater lassen sich in Eigenregie oft gut homöopathisch behandeln. Auch Beschwerden wie brennende Augen nach Überanstrengung, Wundschmerz, Verstauchungen, Prellungen und Blutergüsse können gelindert werden. Viele Mittel eignen sich als Soforthilfe, zum Beispiel bei Insektenstichen, Durchfall nach Genuss fremdländischer Kost, Sonnenbrand oder Reiseübelkeit.

Die Erfahrung hat gezeigt, dass manche Mittel bei bestimmten Beschwerden meistens helfen. Daraus haben sich die „bewährten Indikationen" entwickelt.

Viele leichtere, akute Gesundheitsstörungen lassen sich sehr effektiv mit Homöopathika behandeln.

In der Selbstbehandlung werden homöopathische Arzneimittel oft nach **„bewährten Indikationen"** eingesetzt. Dies bedeutet, dass man mit einem bestimmten Krankheitsbild gleich ein bestimmtes Mittel verbindet, weil dieses erfahrungsgemäß in den meisten Fällen geholfen hat. Dieser Gedanke geht auf Samuel Hahnemann zurück. Für etwa ein Drittel seiner Arzneimittel gab er an, bei welchen, allerdings meist chronischen Krankheiten sie besonders nützlich waren. Später entwickelten Ärzte die so genannten „bewährten Indikationen". So hat die Erfahrung gelehrt, dass Aconitum sehr oft bei plötzlichem Fieber, Allium cepa bei Fließschnupfen, Arnica bei Prellungen und Verletzungen oder Chamomilla bei Zahnungsbeschwerden der Babys hilft. Eine Garantie, dass das Mittel in jedem Einzelfall und für jeden einzelnen Patienten passt, ist dies natürlich nicht – wohl aber eine gute Richtschnur. Die bewährten Indikationen sind in diesem Buch immer wieder berücksichtigt.

Da homöopathische Mittel bei richtigem, sachgemäßen Einsatz praktisch keine **Nebenwirkungen** haben, sind sie auch für schwangere und stillende Frauen sowie ältere und alte Menschen geeignet – fragen Sie vorher aber Ihren Arzt. Kinder sprechen meist sehr gut auf die Behandlung an. Auch viele Tiere reagieren auf die Mittel, was oft als Beispiel für deren Wirksamkeit angeführt wird.

Bei richtiger Anwendung haben homöopathische Mittel keine Nebenwirkungen.

Chronische Beschwerden wie manche Erkrankungen an Haut und Schleimhaut, Hitzewallungen und Stimmungsschwankungen in den Wechseljahren, Schwindelattacken oder Beschwerden durch niedrigen Blutdruck können ebenfalls homöopathisch behandelt werden, wenn ein Arzt zuvor geklärt hat, dass keine ernsthaften Ursachen zu Grunde liegen. Das ist unerlässlich für die Selbstbehandlung solcher Störungen.

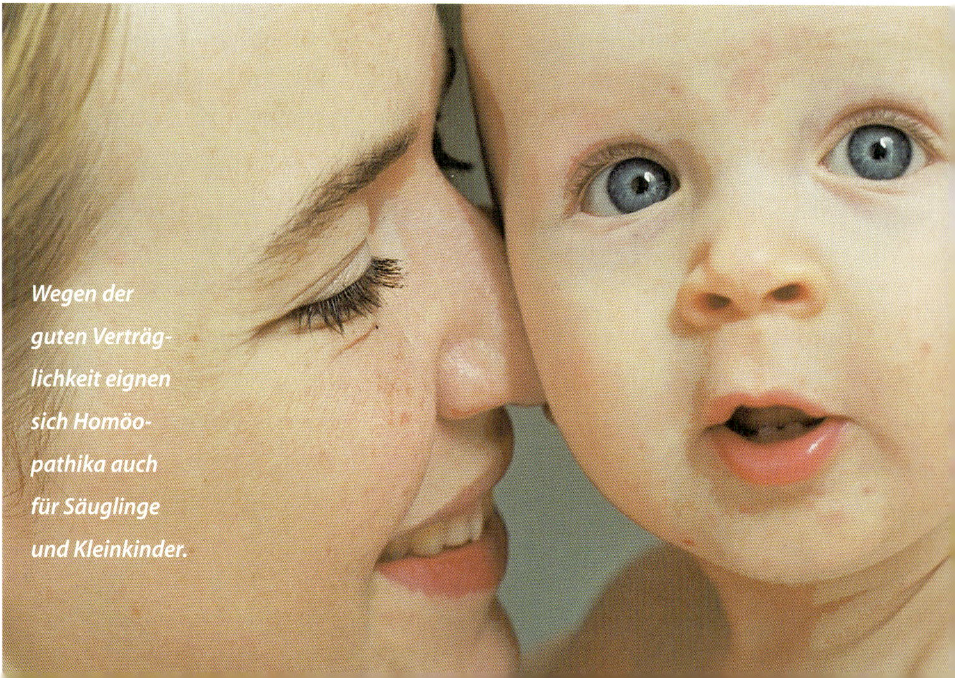

Wegen der guten Verträglichkeit eignen sich Homöopathika auch für Säuglinge und Kleinkinder.

Die Grenzen der Homöopathie

Damit sind wir bei den Grenzen der Homöopathie in der Selbstbehandlung. Bei **schweren Erkrankungen** muss unbedingt immer ein Arzt zu Rate gezogen werden. Das gilt besonders für kranke Säuglinge und Kinder sowie ältere Menschen. Kinder mit hohem Fieber, starkem Erbrechen oder Durchfall müssen auf jeden Fall zum Arzt, ebenso bei starken Schmerzen. Herumprobieren kann lebensgefährlich werden. Dies gilt natürlich auch für Herzattacken, plötzliche Seh- und Sprechstörungen, Ohnmachtsanfälle oder Atemnot. Bei Notfällen immer den Notarzt rufen!

Generell gilt, dass ein Arzt schwere Erkrankungen, Beschwerden unklarer Ursache oder solche, die lange dauern und einfach nicht besser werden, abklären muss.

Daneben gibt es eine Reihe von Krankheiten, die die Schulmedizin gezielt und wirkungsvoll behandeln kann. Dazu gehören alle operationsbedürftigen Krankheiten wie Brüche und klaffende Wunden, die ein Chirurg versorgen muss. Fremdkörper in Wunden und Körperöffnungen müssen ebenfalls vom Arzt entfernt werden. Denken Sie daran, wenn Kinder über Schmerzen in Ohren oder Nase klagen. Auch verschmutzte oder eitrige Wunden muss ein Arzt versorgen.

Wichtig ist, dass eine Krankheit nicht durch eine ungeeignete Behandlung verschleppt und eine notwendige schulmedizinische Therapie versäumt wird.

Für manche Krankheiten hält die **Schulmedizin** hochwirksame „allopathische“ Arzneimittel bereit. „Allopathisch“ kommt von den griechischen Worten für „anderes Leiden“ und steht für Mittel, die der Krankheit entgegenwirken, zum Beispiel Antibiotika. Sie töten oder hemmen Bakterien und können bei schweren Infektionen wie Lungen- oder Hirnhautentzündung lebensrettend sein. Sie helfen auch, ernsthafte Folgeschäden, zum Beispiel nach Mumps, zu vermeiden. Ebenso muss hohes Fieber mit Medikamenten gesenkt werden, wenn der Körper es alleine nicht mehr schafft oder ein Kind Fieberkrämpfe bekommt.

Bei Krankheiten, bei denen ein körpereigener Stoff fehlt und ersetzt werden muss, sind Homöopathika fehl am Platz. Wichtigstes Beispiel ist

Bei Diabetes von Insulinspritzen auf Homöopathika umzusteigen, kann Lebensgefahr bedeuten!

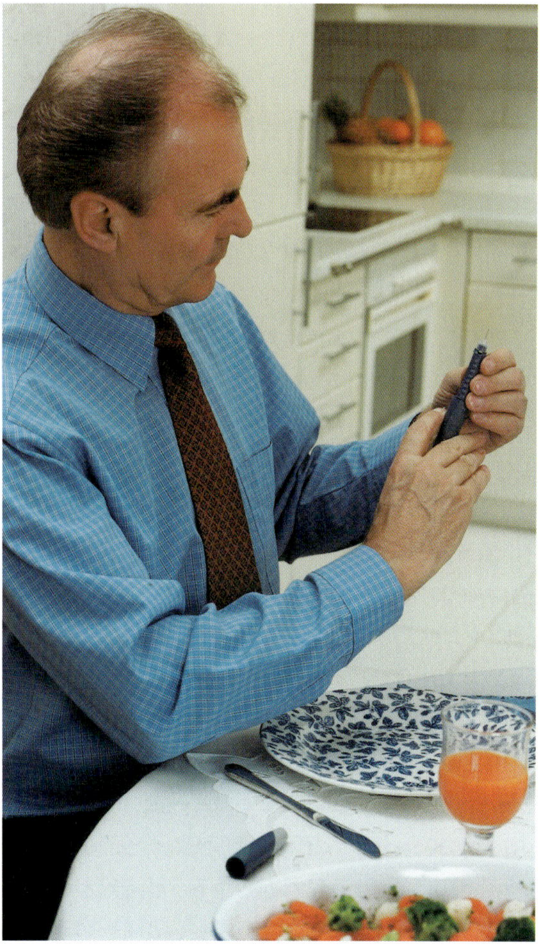

die Zuckerkrankheit (Diabetes mellitus), bei der die Bauchspeicheldrüse zu wenig oder gar kein Insulin bereit stellt. Dieses ist für den Zuckerstoffwechsel lebenswichtig. Mit Tabletten kann die körpereigene Insulinproduktion angeregt werden; bei manchen Diabetes-Formen spritzt der Patient sich selber Insulin.

Man kennt heute außerdem eine Reihe von (meist erblichen) Krankheiten, die durch einen Mangel an hoch spezialisierten, körpereigenen Eiweißstoffen entstehen. Ersetzt man die fehlenden Stoffe, sind die Patienten praktisch gesund.

Selbstverständlich kann eine homöopathische Behandlung keine Schutzimpfung bei Kindern und Erwachsenen ersetzen. Wer in stark malariagefährdete Gebiete fährt, darf keinesfalls auf eine Vorbeugung mit Anti-Malaria-Tabletten verzichten.

Kombination mit anderen Heilverfahren

Die Homöopathie ist eine Regulationstherapie, die die Fähigkeit des Körpers zur Selbstheilung anstoßen und anregen will. Sie kann am ehesten mit Naturheilverfahren kombiniert werden, die ebenfalls in diese Richtung zielen. Wobei man sich immer fragen sollte, warum man überhaupt mehrere Therapien kombinieren will. Geht es um einen zusätzlichen Nutzen oder eine Ergänzung oder traut man der Homöopathie doch nicht so recht?

Eine allopathische Therapie verfolgt grundsätzlich einen anderen Ansatz als die Homöopathie und wirkt dieser entgegen. Daher ist eine Kombination, zum Beispiel mit Antibiotika oder Anti-Viren-Mitteln, abzulehnen. Homöopathika können aber in der **Nachbehandlung**, zum Beispiel nach einer Operation, der Wundversorgung, dem Zahnziehen oder in der Heilungsphase nach schweren Infektionen, viel Gutes bewirken.

Homöopathische Mittel dürfen nicht gleichzeitig mit allopathischen Medikamenten eingesetzt werden, können aber in der Nachbehandlung, zum Beispiel nach einer Operation, die Heilung fördern.

Dagegen können viele Hausmittel gemeinsam mit homöopathischen Mitteln eingesetzt werden. Jeder kennt die wohltuende Wirkung eines heißen Bades und einer Schwitzkur bei Erkältungen oder von kühlenden Wadenwickeln bei Fieber. Umschläge, Licht- und Luftbäder helfen bei mancherlei Beschwerden. Mäßiges Essen und eine fettreduzierte, vitaminreiche Diät unterstützen den strapazierten Organismus.
Entspannungsverfahren, Ruhe, geregelter Tagesablauf und viel Schlaf stärken das körperliche und seelische Befinden und die Widerstandskraft des Patienten. Überhaupt sollten wir besonders auf seine seelische Verfassung achten. Es tut nicht nur

Kindern gut, wenn man sie ermuntert, aufheitert, mit ihnen spielt und sie anregt, über ihre Sorgen und Probleme zu sprechen. Das klingt banal, kann aber manchmal Wunder wirken.
Andere regulierende Therapieverfahren wie Akupressur, Akupunktur, Kneipp-Anwendungen, Heilbäder oder Heilfasten sollten nicht parallel, sondern allenfalls mit zeitlichem Abstand zu einer homöopathischen Behandlung erfolgen. Im Einzelfall ist nämlich nicht vorhersehbar, ob und wie sich die angestoßenen Regulationsvorgänge überlagern oder sogar aufheben.

Auch die Pflanzenheilkunde (Phytotherapie) ist nicht kritiklos mit der Homöopathie kombinierbar, da sie dem allopathischen Therapieansatz folgt. Gleichwohl sind ein Salbeitee zum Gurgeln bei Halsschmerzen, Melissentee zum abendlichen Entspannen, Kamillentee bei Magenbeschwerden oder ein kühlendes Arnika-Gel bei einer Prellung sicher vertretbar. Allerdings muss man beachten, dass pflanzliche Mittel, die Campher, Menthol oder starke ätherische Öle wie Pfefferminzöl enthalten, die Wirkung von Homöopathika aufheben können. Hier sei nochmals betont, dass die Homöopathie keine Pflanzenheilkunde ist.

Da Pflanzenheilkunde allopathisch wirkt, sollte sie nicht ohne weiteres mit Homöopathie kombiniert werden.

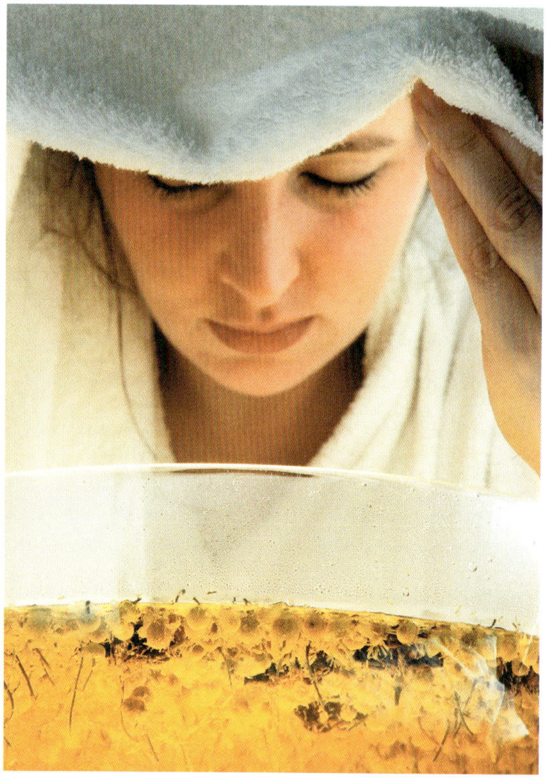

Verantwortlich für die Gesundheit

Gesund werden und gesund bleiben werden immer wichtiger. Die Auffassung, dass jeder Mensch für seine Gesundheit verantwortlich ist und maßgeblich dazu beitragen kann, gewinnt zunehmend Anhänger. Das ist gut so, denn viel zu oft suchen wir die Schuld für eine Erkrankung oder Fehlfunktion in der Umwelt. Sicher ist, dass viele Krankheiten durch falsche **Lebensführung** zumindest begünstigt werden: Überernährung, Gicht, Arterienverkalkung, manche Formen der Zuckerkrankheit und des Bluthochdrucks. Gesunde Ernährung, ausreichend Bewegung, Entspannung und Muße als Ausgleich zu Hektik und Stress stärken den Körper in der Auseinandersetzung mit äußeren Reizen.

Eine gesunde, ausgeglichene Lebensführung trägt viel zu körperlicher und seelischer Gesundheit bei.

Wenn Sie sich oder Ihre Kinder selbst behandeln wollen, müssen Sie vorher überlegen, ob Sie das im konkreten Fall verantworten können oder doch besser zum Arzt gehen. Fragen Sie im Zweifelsfall Ihren Apotheker und Ihre Apothekerin; er/sie berät Sie gerne. Meist wird er/sie ohnehin nachfragen, um sicherzustellen, dass ernste Leiden nicht verschleppt werden.

Wer homöopathische Heilmittel anwenden will, muss sorgfältig auf Körper, Seele und Geist achten, um typische Symptome für die Mittelwahl herauszufinden. Machen Sie sich bewusst, dass Homöopathika die Selbstheilungskräfte anregen wollen. Haben Sie Geduld und unterstützen Sie den Körper aktiv in seinem Bemühen um Gesundung. Versuchen Sie, „mit sich ins Reine" zu kommen.

Grundregeln für die Anwendung

Die richtige Einnahme einer homöopathischen Arznei unterstützt ihre Wirkung. Salopp gesagt, geht es darum, dass die Information des Mittels richtig im Körper ankommt und aufgenommen wird.

- Nehmen Sie ein **homöopathisches Mittel** eine halbe Stunde vor oder nach dem Essen ein, nie zu den Mahlzeiten. Anschließend nicht gleich essen, trinken, Zähne putzen oder rauchen. Günstig ist ein ruhiger Moment, zum Beispiel die Zeit vor dem Schlafengehen.

Für die Selbstmedikation sind Tiefpotenzen geeignet, meist D4 oder D6. Nehmen Sie keine Hochpotenzen in Eigenregie.

- Am besten wird die Arznei über die **Mundschleimhaut** aufgenommen. Behalten Sie sie einige Zeit im Mund, manche Homöopathen empfehlen, sie zu kauen oder zu lutschen. Tabletten und Globuli lässt man auf oder unter der Zunge zergehen; Dilutionen tröpfelt man am besten auf die Zunge oder nimmt sie von einem Plastiklöffel und behält sie einige Zeit im Mund, bevor man sie schluckt.

Babys und Kleinkindern kann man ein Streukügelchen oder eine Tablette in die Backentasche schieben, wo sie sich auflösen.

- Personen, die überempfindlich auf homöopathische Mittel reagieren, können ein Streukügelchen oder einen Tropfen Dilution in einem halben Glas Leitungswasser auflösen, mit einem Plastik- oder Hornlöffel umrühren und einen Teelöffel davon einnehmen.

- Homöopathische Tropfen enthalten immer Alkohol. Daher sind Globuli und Tabletten besser geeignet für Kinder, schwangere Frauen und alle Personen, die Alkohol strikt meiden wollen.

- Homöopathika wirken in kleinsten Dosen. Hier gilt nicht „viel hilft viel". Manche Homöopathen empfehlen als Einzelgabe nur ein Streukügelchen oder einen Tropfen, andere empfehlen drei oder fünf Globuli/Tropfen. Mehr ist kaum nötig. Ein vorübergehendes Aufflammen der Erkrankung („Erstverschlimmerung") zeigt, dass der Körper reagiert, und ist kein Grund zur Sorge. Pausieren Sie mit der Einnahme, bis die Beschwerden auf ihr Ausgangsmaß zurückgegangen sind; anschließend die Einzelgabe reduzieren.

■ Als Faustregel für die Häufigkeit der Einnahme gilt:
hochakute Symptome: alle zwei bis zehn Minuten eine Gabe bis zur Besserung, die rasch eintreten sollte;
akute Symptome: alle halbe oder volle Stunde eine Gabe (kurzzeitig);
bei Besserung und bei chronischen Leiden: ein- bis zweimal täglich und seltener. Bei langwierigen Leiden ist es durchaus üblich, nur einmal pro Woche oder noch seltener eine Gabe (meist eine Hochpotenz) zu nehmen.

Akute Symptome sprechen rasch auf ein passendes Mittel an. Tritt innerhalb einiger Tage keine Reaktion ein, muss ein anderes Mittel gesucht werden.

■ Homöopathische Mittel werden nach Bedarf und nicht nach der Uhr genommen. Erst wenn die erste Gabe gewirkt und „ausgewirkt" hat, kann man die Einnahme wiederholen. Wenn sich die **Beschwerden bessern**, nehmen Sie das Mittel seltener ein, wenn die Beschwerden aufhören, setzen Sie es unbedingt ab.

■ Homöopathie ist keine Endlostherapie; auch bei chronischen Leiden sollte man ein Mittel längstens über drei Wochen nehmen und dann mindestens eine Woche pausieren.

■ Wenn Sie Arzneiformen austauschen wollen, gilt: 5 Tropfen entsprechen etwa 5 Globuli, dies entspricht einer Tablette oder einer Messerspitze Trituration.

■ Meiden Sie Genussmittel wie Alkohol, Tabak, Kaffee, starken Schwarztee und intensive Gewürze während der Behandlung, denn diese können die Wirkung des Homöopathikums aufheben oder stören. Gleiches gilt für **ätherische Öle**, Campher und Menthol, die zum Beispiel in manchen Erkältungsmitteln zum Einreiben enthalten sind. Keine Menthol-haltige Zahnpasta verwenden.

Stark riechende Stoffe und ätherische Öle können die Wirkung von homöopathischen Mitteln abschwächen oder aufheben.

■ Bewahren Sie Arzneimittel übersichtlich sortiert im Arzneischrank in einem trockenen Zimmer auf (nicht im Badezimmer). Ungeöffnete Packungen sind mindestens fünf Jahre haltbar. Nicht in die Sonne stellen, nicht im Kühlschrank lagern und nicht einfrieren.

Auf Reisen sind feste Arzneiformen wie Tabletten und Globuli handlicher als Tropfen.

■ Wenn Sie regelmäßig homöopathische Arzneimittel verwenden, empfiehlt es sich, eine **Haus- und Reiseapotheke** anzulegen. Nehmen Sie die Mittel bei Flugreisen im Handgepäck in einer Fototasche mit, die die Strahlung bei der Gepäckkontrolle abschirmt.

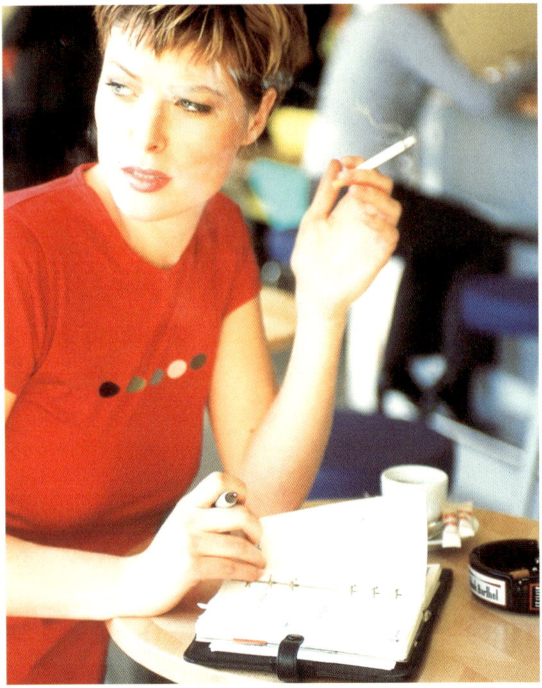

Wer homöopathische Mittel einnimmt, sollte lieber auf Zigaretten, Kaffee oder Alkohol verzichten, da diese Genussmittel die Wirkung der Arznei stören können.

Das passende Mittel finden

Der homöopathische Arzneischatz umfasst heute mehr als 2000 verschiedene Wirkstoffe. Nach Angaben des Deutschen Zentralvereins homöopathischer Ärzte sind mehrere Hundert davon sehr gut dokumentiert und werden breit angewendet.

Im folgenden Teil dieses Ratgebers werden bewährte Arzneimittel für die Selbstbehandlung leichterer Beschwerden in den jeweils gebräuchlichsten Tiefpotenzen vorgestellt. Zur besseren Übersicht ist dieser Teil nach der „Kopf-zu-Fuß-Systematik" geordnet, das heißt weitgehend nach den hauptsächlich betroffenen Organen.

Ein kurzer Text beschreibt das Typische des Arzneimittelbildes und erleichtert damit die Auswahl. Suchen Sie im Organbereich nach dem Homöopathikum, dessen Beschreibung am besten zu Ihren Krankheitszeichen, Ihrer Befindlichkeit und Ihrem Wesen passt. Dies ist das geeignete Mittel – auch wenn Sie vermutlich nur selten alle beschriebenen Anzeichen und Besonderheiten eines Mittels bei sich oder dem Patienten feststellen werden. Mitunter können auch die auslösende Situation und die Modalitäten, wann sich Beschwerden bessern oder verschlechtern, entscheidende Hinweise auf ein bestimmtes Mittel geben.

Einige wenige Konstitutionsmittel sind aufgeführt; diese werden vorwiegend nach der Persönlichkeit des Patienten eingesetzt.

Wenn Sie unsicher sind, welches Mittel zu Ihnen und Ihren Beschwerden am besten passt, beraten Sie Ihr Apotheker und Ihre Apothekerin gerne.

Kopfschmerzen und Migräne

Kopfschmerzen sind in der Regel keine Krankheit, sondern ein Symptom dafür, dass etwas nicht in Ordnung ist. Kommen die Schmerzen immer wieder, muss der Arzt nach der Ursache fahnden, denn auch Verspannungen im Nackenbereich, Augenleiden, eine Nervenentzündung oder gar ein Tumor können stete oder häufige Kopfschmerzen hervorrufen. Zudem kann ein zu häufiger Gebrauch von Kopfschmerzmitteln selbst Kopfschmerzen auslösen. Damit beginnt ein Teufelskreis, denn der Patient nimmt wieder ein schmerzlinderndes Medikament ein und unterhält so die Kopfschmerzattacken.
Eine Sonderform von Kopfschmerzen ist die Migräne, die unbedingt ärztlich behandelt werden muss.

Auch auf persönliche Belastung, Stress, Erschöpfung, Überarbeitung und Wetterwechsel reagieren viele Menschen mit Kopfschmerzen. Manche Frauen leiden vor oder während der Monatsblutung daran.

Die homöopathische Behandlung eignet sich für akute Beschwerden. Bei chronischen Kopfschmerzen kann unter Umständen eine Konstitutionstherapie helfen, die der Laie aber nicht selbst beginnen kann.
Unbedingt zum Arzt muss man, wenn

- hohes Fieber und Erbrechen auftreten,
- die Kopfschmerzen nach Verletzungen, Stößen, Schlägen oder Sonnenstich auftreten,
- die Schmerzen trotz Behandlung anhalten oder immer wieder kommen,
- bei Migräne (halbseitiger Kopfschmerz mit Übelkeit, Erbrechen, Licht- und Geräuschempfindlichkeit).

Belladonna D6

(Atropa belladonna; Tollkirsche)

Die Kopfschmerzen setzen plötzlich und heftig ein, sie hämmern und **pulsieren** in Schläfen und Stirn, das Gesicht ist heiß und rot, die Halsschlagader pocht. Der Kopf „läuft über“ vor Hitze (siehe auch das Kapitel „Grippaler Infekt“ auf Seite 51). Die Beschwerden sind oft eine Folge von intensiver Sonneneinstrahlung, aber auch von Angst und Schreck. Eine Migräne beginnt oft rechts in der Stirnregion. Alle Sinne sind überempfindlich; jede Erschütterung, Bewegung, Licht und Geräusche verschlimmern die Schmerzen. Fester Gegendruck auf den Kopf und das Zurückbeugen des Kopfes bringen Erleichterung.

Ein heißes, rotes Gesicht, Blutandrang zum Kopf und pulsierende Schmerzen sind typische Hinweise auf Belladonna.

Dosierung: *Akut halbstündlich bis stündlich 5 Tropfen, bei Besserung dreimal täglich 5 Tropfen.*

Nux vomica D12

(Strychnos nux vomica; Brechnuss)

Ein typisches „Kater-Mittel“! Der Patient hat zu viel gegessen, reichlich Alkohol und Kaffee getrunken und geraucht. Am schlimmsten ist es morgens nach dem Erwachen: Der Kopf brummt, das Gesicht ist verquollen, Magen und Darm rebellieren mit Magenkrämpfen, Übelkeit und Brechreiz. Menschen, die auf das Konstitutionsmittel Nux vomica ansprechen, haben ein reizbares, aufbrausendes, jähzorniges Temperament. Es sind „**Managertypen**“, die ständig unter Hochspannung stehen, überarbeitet, gehetzt und gestresst sind. Sie verlangen nach Reizmitteln wie Kaffee, Alkohol und Tabak, obwohl dies ihre Beschwerden verschlimmert. Früh morgens, nach dem Essen und in kalter Luft geht es ihnen am schlechtesten. Nux vomica hilft oft bei Stress- und Spannungskopfschmerzen.

Menschen, die auf Nux vomica ansprechen, sind meist hektische, ruhelose, gestresste „Managertypen“, die gerne auch zu anregenden, aufputschenden Mitteln greifen.

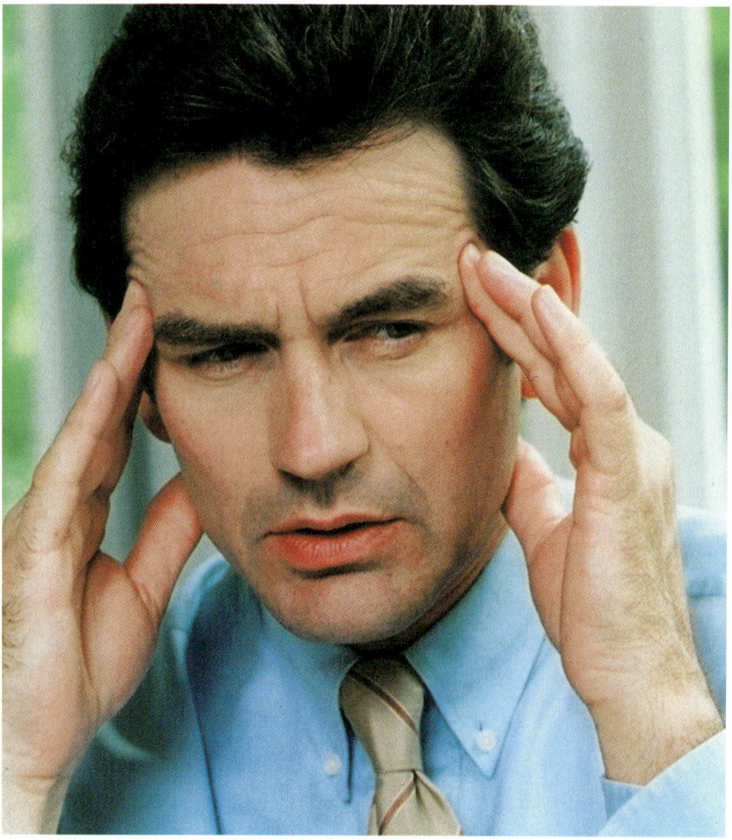

Kopfschmerzen können zur Qual werden, wenn sie häufig auftreten. Überarbeitete, gestresste und hektische Menschen sprechen oft gut auf Nux vomica an.

Dosierung: *Akut halbstündlich bis stündlich 5 Globuli oder 1 Tablette, bei Besserung absetzen oder einmal täglich eine Gabe.*

Gelsemium D12

(Gelsemium sempervirens; Wilder Jasmin)

Gelsemium hat seine Hauptwirkung auf das Nervensystem. Die dumpfen, drückenden Kopfschmerzen beginnen im Nacken, ziehen sich um den Kopf („wie ein Band") und setzen sich über die Augen fort (mit Sehstörungen). Sie können auch im Rahmen einer Sommergrippe auftreten (siehe Kapitel „Grippaler Infekt" auf Seite 51). Gelsemium hilft auch bei Migräne mit dumpfem Schmerz, Schwindel und verschwommenem Sehen. Typisch ist die starke Entkräftung des Patienten; er ist schwach, benommen, schläfrig vor Erschöpfung („wie betäubt") und zittert. Menschen, denen Gelsemium hilft, sind oft nervös, schüchtern und furchtsam; Gefühlserregungen verursachen körperliche Leiden. Aufregung, Furcht und Kummer haben die Kopfschmerzen ausgelöst. Reichlicher Harnabgang und frische Luft bringen Besserung.

Dosierung: *Anfangs stündlich 3 Tropfen, bei Besserung dreimal täglich 5 Tropfen.*

Calcium phosphoricum D12

(Calciumphosphat)

Dieses Mittel hat sich bewährt bei „**Schulkopfschmerzen**" bei leicht überforderten und zappeligen Kindern (Zappelphilipp). Die Kinder sind lebhaft, aber zart und nervös, ängstlich und schreckhaft. Sie haben wenig Ausdauer, können sich nur mühsam konzentrieren und ermüden rasch bei geistiger Anstrengung. Dann klagen sie über Kopfschmerzen. Essen und ein Mittagsschlaf bessern die Beschwerden. Bei länger dauernden Schulkopfschmerzen muss ein Arzt die Ursachen abklären.

Bei Kopfschmerzen oder Migräne, die ausgerechnet an Ruhetagen auftreten, lohnt sich der Einsatz von Iris versicolor.

Kommt das Kind nach einem anstrengenden Schultag mit hartnäckigen Kopfschmerzen nach Hause und ist verdrießlich und leicht reizbar, kann Calcium phosphoricum helfen.

Dosierung: *Zweimal täglich 1 Tablette.*

Iris D6

(Iris versicolor; Schwertlilie)

Die Migräne tritt bevorzugt bei Entspannung und an arbeitsfreien Tagen („**Wochenendmigräne**") sowie nach großer geistiger Anstrengung auf. Sie beginnt mit Sehstörungen, dann Stirnkopfschmerzen, und ist begleitet von ausgeprägten Säurebeschwerden: saurem Aufstoßen, Sodbrennen, andauernder Übelkeit und saurem Erbrechen. Dauernde, leichte

Bewegung wirkt lindernd; in Ruhe und abends werden die Beschwerden stärker.

Dosierung: *Anfangs halbstündlich bis stündlich 5 Tropfen, dann dreimal täglich 5 Tropfen.*

Cyclamen D6

(Cyclamen europaeum; Alpenveilchen)

Kopfschmerzen und Migräne mit Sehstörungen (Flimmern und Funken vor den Augen; Doppeltsehen) beginnen oft schon morgens und breiten sich vor allem über Stirn und Schläfen aus. Der Patient fühlt sich schwindelig, schwach und matt und will alleine sein. Seine Stimmung ist niedergedrückt, weinerlich und melancholisch. Bei Frauen beginnt die monatliche Blutung meist zu früh, dann geht reichlich dunkles klumpiges Blut ab, manchmal mit kolikartigen Schmerzen. Wärme und Bewegung tun gut.

Dosierung: *Dreimal täglich 5 Tropfen.*

Sanguinaria D6

(Sanguinaria canadensis; Kanadische Blutwurzel)

Die Migräne verläuft charakteristisch: Der Anfall beginnt früh am Morgen, steigert sich bis Mittag/Nachmittag und lässt abends nach: Die Beschwerden, die typischerweise die rechte Kopfseite betreffen, „nehmen mit der Sonne zu“. Der Schmerz beginnt am Hinterkopf, erstreckt sich nach vorne und setzt sich meist über dem rechten Auge fest. Blutandrang zum Kopf (hochrotes Gesicht), Übelkeit und galliges Erbrechen kommen hinzu. Licht, Lärm und Bewegung verschlimmern den Zustand.

Dosierung: *Akut halbstündlich bis stündlich 5 Tropfen, dann dreimal täglich eine Gabe.*

Augen

Regelmäßige Kontrolle der Sehschärfe und des Augendrucks gehört zur Gesundheitsvorsorge. Erkrankungen am Auge müssen grundsätzlich vom Arzt untersucht werden, damit ernste Symptome rechtzeitig erkannt und Folgeschäden vermieden werden. Nur milde Beschwerden am Auge, deren Ursache Sie kennen, dürfen Sie selbst behandeln. Dies können leichte Bindehautentzündungen oder Beschwerden durch Überanstrengung, zum Beispiel durch Zugluft bei langen Autofahrten sein. Wenn akute Beschwerden nicht bald abklingen oder immer wiederkehren, müssen Sie unbedingt den Augenarzt aufsuchen.

Gehen Sie sofort zum Arzt/Augenarzt

- bei plötzlich starken Schmerzen in den Augen, bei Fremdkörpern im Auge oder in Augennähe,
- bei allen eitrigen Prozessen am Auge,
- wenn Beschwerden nach einer Fernreise auftreten,
- wenn ein Gerstenkorn spannt und schmerzt.

Die Hauptwirkung von Euphrasia zielt auf das Auge und die Schleimhäute der oberen Atemwege. Typisch: scharfer Tränenfluss und mildes Nasensekret.

Euphrasia D4

(Euphrasia officinalis; Augentrost)

Euphrasia ist bei akuten **Bindehautentzündungen** angezeigt. Typisch sind scharfer Tränenfluss und brennende Augen, aber nur milder Schnupfen (siehe Kapitel „Schnupfen“ auf Seite 57). Die Augen tränen und sind sehr lichtempfindlich. Augenwinkel und Lidränder sind geschwollen und gerötet.

Dosierung: *Akut stündlich 3 Tropfen, bei Besserung dreimal täglich 5 Tropfen. Es gibt auch Euphrasia-Augentropfen.*

Ruta D3

(Ruta graveolens; Weinraute)
Auslöser der Beschwerden ist eine **Überanstrengung** der Augen, zum Beispiel durch viel Lesen, Nähen oder lange Autofahrten. Die Augen fühlen sich heiß an, sind gerötet, brennen und tränen manchmal. Bei weiterer Anstrengung verschwimmt die Sicht. In der Folge können Kopfschmerzen auftreten.

***Dosierung:** Akut stündlich 3 Tropfen, bei Besserung dreimal täglich 5 Tropfen.*

Ruta graveolens ist ein bewährtes Mittel bei geröteten, brennenden Augen nach Überanstrengung.

Gegen Bindehautentzündung hilft Euphrasia, der Augentrost, auch in Form von Augentropfen.

Staphisagria D4

(Delphinium staphisagria; Stephanskraut)
Hat sich bewährt beim unkomplizierten Gerstenkorn, einer schmerzhaften Schwellung am Augenlid. Es entsteht durch bakterielle Entzündung der Liddrüsen und heilt nach einigen Tagen oft von alleine ab, kehrt aber häufig wieder. Die Augen fühlen sich sehr trocken an, die Lidränder jucken.

***Dosierung:** Bei den ersten Anzeichen mit dreimal täglich 5 Tropfen beginnen.*

Extra-Tipp:

Bei häufig wiederkehrendem Gerstenkorn kann man – nach Abklärung beim Augenarzt – eine Intervalltherapie versuchen: dreimal täglich 5 Tropfen über drei Wochen, dann eine Woche Pause einlegen.

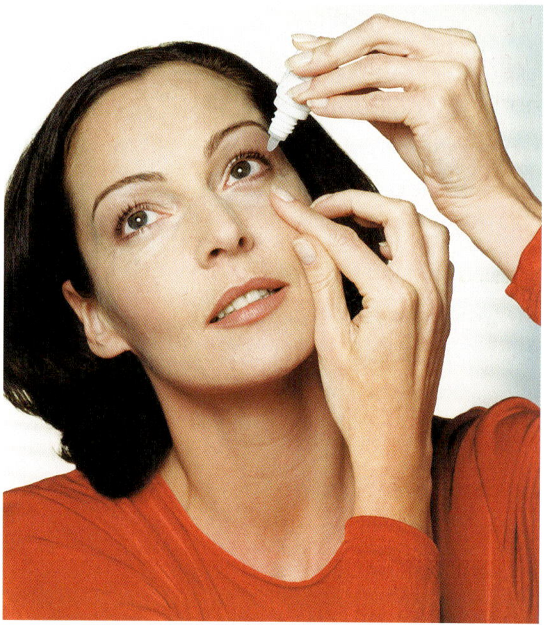

Zähne, Zahnfleisch und Zahnungs-beschwerden

Auch wenn Sie selten oder nie Beschwerden haben: Die halbjährliche Kontrolle beim Zahnarzt gehört zum Pflichtprogramm der Gesundheitsvorsorge. Gehen Sie bei Schmerzen und sonstigen Beschwerden sofort zum Zahnarzt. Diese sind immer ein Zeichen, dass Zähne, Zahnfleisch oder Kieferknochen nicht in Ordnung sind. Genau kann das nur ein Arzt feststellen. Sind kleine oder größere zahnärztliche Behandlungen oder Eingriffe nötig, können Homöopathika die Heilung unterstützen und Schmerzen lindern.

Arnica D6

(Arnica montana; Bergwohlverleih)

Das homöopathische **Wundheilmittel** hilft bei wunder Mundschleimhaut durch neu angepassten Zahnersatz sowie bei Beschwerden nach Zahnziehen oder Zahnfleischbehandlung. Arnica lindert Schmerzen, Schwellungen und Bluten und fördert die Heilung. Das Mittel kann auch vor dem ärztlichen Eingriff eingenommen werden, um Schmerzen und Entzündungen vorzubeugen.

Arnica kann auch vor dem zahnärztlichen Eingriff eingenommen werden, um Wundschmerzen vorzubeugen.

Extra-Tipp:

Bei Schmerzen nach Zahnziehen und Zahnwurzelbehandlung bewährt sich die abwechselnde Gabe von Arnica D6 und Hypericum D6. Bei Beschwerden und Reizungen nach dem Plombieren von Zähnen Arnica D6 im Wechsel mit Nux vomica D12 einnehmen.

Dosierung: *Bei akuten Wundschmerzen halbstündlich 5 Tropfen Arnica; zur Förderung der Heilung viermal täg-*

lich 5 Tropfen im Wechsel mit Hypericum oder Nux vomica. Bei Prothesenbeschwerden und vorbeugend vor zahnärztlichen Eingriffen dreimal täglich 5 Tropfen Arnica.

Calendula D3

(Calendula officinalis; Ringelblume)

Bei außerordentlich starken Schmerzen oder Blutungen nach dem Zahnziehen sowie bei schlechter Heilung hilft Calendula. Es stillt die Blutung, verhindert oder bremst Entzündungen und unterstützt die Wundheilung.

Dosierung: *Dreimal täglich 5 Tropfen.*

Extra-Tipp:

Für Mundspülungen 1 Teelöffel Calendula Urtinktur in einen Viertel Liter Wasser geben. Mehrmals täglich die Wunde im Mund spülen.

Vorsorglich eingenommen hilft Arnica D6, Schmerzen und Entzündungen nach zahnärztlichen Eingriffen zu lindern.

Bei Aphthen im Mund

Borax D6

(Natrium tetraboracicum; Natriumtetraborat)

Auf der Mundschleimhaut oder der Zunge treten Aphthen auf; das sind kleine, runde, geschwürige Bläschen, die brennen, leicht bluten und beim Essen und Trinken stark schmerzen. Oft ist das Zahnfleisch entzündet. Die

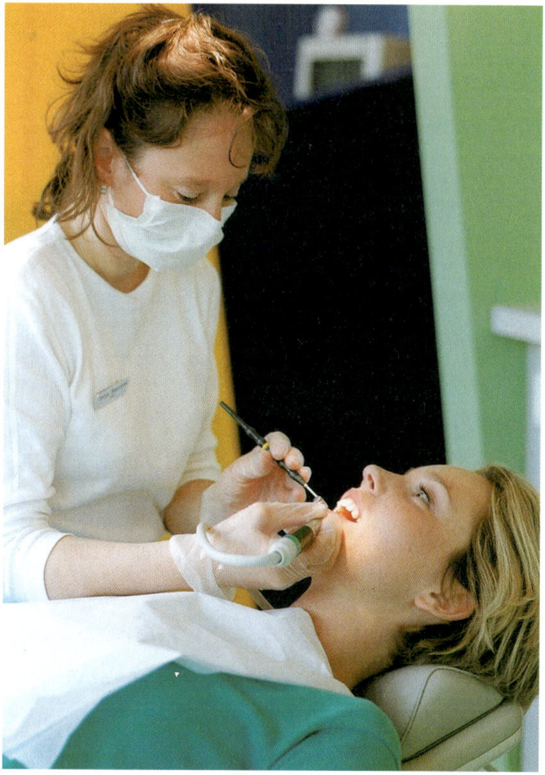

Haut neigt auch bei kleinsten Verletzungen zum Eitern und heilt schlecht ab. Der Patient ist verdrießlich, nervös und gereizt und reagiert überempfindlich auf Geräusche.

***Dosierung:** Zweimal täglich 1 Tablette.*

Mercurius solubilis Hahnemanni D12

(Mischung aus Quecksilber und Quecksilbersalzen)

Aphthen befinden sich an Zahnfleisch, Zunge und Wangeninnenseite; das Zahnfleisch ist geschwollen, schwammig und blutet leicht. Alle Schleimhäute des Patienten neigen zur **Entzündung** und Geschwürbildung. Die Zunge ist dick belegt und geschwollen; man sieht die Abdrücke der Zähne. Oft hat der Patient einen metallischen Geschmack im Mund. Typisch sind starker Speichel- und Schweißfluss sowie ein widerlicher Mund- und Körpergeruch. Der Patient ist reizbar und unruhig. Nachts im Bett wird alles schlimmer.

Mercurius solubilis ist angezeigt bei Entzündungen (oft eitrigen) an der Haut und den Schleimhäuten des Verdauungstraktes, beginnend vom Mund bis zum Enddarm.

***Dosierung:** Zweimal täglich 1 Tablette.*

Zahnungsbeschwerden bei Säuglingen

Chamomilla D6

(Matricaria chamomilla; Kamille)

Zahnungsbeschwerden setzen manchen Babys stark zu. Trotz mäßiger Entzündung im Mund empfinden sie heftige Schmerzen, sind stark gereizt, quengelig, wütend und unleidlich und wollen ständig auf dem Arm herumgetragen werden. Nachts wachen sie schreiend auf und rauben ihren Eltern den Schlaf. Typisch: eine Wange ist rot, die andere blass. Oft mit Blähungskolik, dünnem grünlichen Stuhlgang oder Durchfall („Zahnungsdurchfälle") und anderen Magen-Darm-Beschwerden. Die Be-

Chamomilla ist ein großes Kindermittel und hat sich bewährt bei erschwertem Zahnen, das oft mit Durchfällen verbunden ist.

schwerden werden nachts und durch Wärme schlimmer.

***Dosierung:** Drei- bis viermal täglich 3 Globuli.*

Calcium carbonicum Hahnemanni D12

(Calciumcarbonat nach Hahnemann, Austernschalenkalk)
Dies ist ein Konstitutionsmittel mit breitem Wirkspektrum. Es spricht blasse, eher dicke und träge Menschen an. Kinder sind oft ängstlich und schlafen unruhig; sie machen einen gedunsenen Eindruck, vor allem der Bauch ist zu dick. Die Entwicklung des Kindes, zum Beispiel der **Zahndurchbruch**, ist verzögert und schwierig. Weitere typische Zeichen für das Mittel: starker Schweiß, vor allem am Hinterkopf, der das Kissen durchnässt, kalte, feuchte Füße, Unverträglichkeit von Milch, sauer riechendes Erbrechen und saure Durchfälle.

Ist die Zahnung bei eher dicken, blassen Kindern verzögert, kann Calcium carbonicum diesen Prozess anregen.

***Dosierung:** Zweimal täglich 1 Tablette oder 3 Globuli.*

Calcium phosphoricum D12

(Calciumphosphat)
Für eher dünne, lebhafte, zarte und empfindsame Kinder mit Zahnungsbeschwerden ist Calcium phosphoricum geeignet. Die Kinder lernen oft spät laufen, sind nervös, ängstlich und schreckhaft, ermüden rasch und reagieren empfindlich auf Kälte und Nässe. Die Zahnung beginnt verspätet und verläuft schwierig.

***Dosierung:** Zweimal täglich 1 Tablette.*

Ohren

Ohrenschmerzen kommen besonders bei Kindern recht häufig vor. Gerade nach einem längeren Aufenthalt im kalten Wind oder in kaltem Wasser klagen viele Kinder über leichte Schmerzen und Ziehen im Ohr. Wenn das Kind dabei kein Fieber hat und sich ansonsten wohl fühlt, können Sie diese leichten Beschwerden selbst behandeln. Treten heftige, stechende Ohrenschmerzen während eines grippalen Infekts auf, könnte es sich um eine Mittelohrentzündung handeln, die auf keinen Fall in Eigenregie behandelt werden darf. Nehmen Sie Ohrenschmerzen auf jeden Fall ernst, da unbehandelt dauerhafte Schäden entstehen können!

Gehen Sie mit dem kleinen Patienten unbedingt zum Arzt, wenn

- er hohes Fieber, starke Schmerzen oder Ausfluss aus dem Ohr hat,
- die Beschwerden schlimmer werden, sich das Befinden verschlechtert, er schwach und benommen ist,
- sich das Hörvermögen verschlechtert,
- die Region hinter dem Ohr gerötet und berührungsempfindlich ist,
- wenn Sie den Verdacht haben, dass ein Fremdkörper im Gehörgang steckt.

Die folgenden homöopathischen Mittel dürfen bei Kindern und Erwachsenen nur bei leichten Beschwerden oder als Sofortmaßnahme bis zum Arztbesuch eingesetzt werden.

Aconitum D6

(Aconitum napellus; Blauer Eisenhut)

Nach Aufenthalt im kalten Wind (Zugluft, Fahrtwind) klagt das Kind über stechende Ohrenschmerzen, die nachts schlimmer werden. Oft steigt rasch Fieber an.

Dosierung: *Stündlich 3 Globuli bis zur Besserung, dann Dosis reduzieren.*

Belladonna D6

(Atropa belladonna; Tollkirsche)

Ganz plötzlich klagt der Patient über heftige klopfende (pulsierende) Ohrenschmerzen. Gesicht und Ohr sind heiß und hochrot; auch hohes Fieber und starkes Schwitzen sind typisch. Er reagiert überempfindlich auf Berührung und laute Geräusche.

Dosierung: *Stündlich 3 Globuli bis zur Besserung.*

Ferrum phosphoricum D6

(Eisenphosphat)

Blasse, **leicht erschöpfte Menschen** reagieren nicht so heftig auf eine Ohrenentzündung; das Fieber ist mäßig erhöht. Oft kommen weitere Anzeichen eines beginnenden grippalen Infekts hinzu (siehe auch Kapitel „Grippaler Infekt" auf der nächsten Seite).

Bei überempfindlichen, schwachen, rasch erschöpften Menschen ist Ferrum phosphoricum ein gutes Fieber- und Entzündungsmittel im Anfangsstadium.

Dosierung: *Akut stündlich 1 Tablette.*

Chamomilla D6

(Matricaria chamomilla; Kamille)

Wenn Babys Ohrenschmerzen haben, können Zahnungsbeschwerden die Auslöser sein. Nähere Angaben im Kapitel „Zähne" auf Seite 47.

Extra-Tipp:

Bei Ohrenschmerzen und beginnender Mittelohrentzündung können Belladonna D6 und Ferrum phosphoricum D6 abwechselnd gegeben werden. Anfangs stündlich 1 Tablette im Wechsel, bei Besserung dreimal täglich 1 Tablette.

Grippaler Infekt, Erkältung mit Fieber

Verschiedene Arten von Viren können einen grippalen Infekt hervorrufen, der im Volksmund fälschlicherweise oft Grippe genannt wird. Neben Fieber treten dabei meist auch Schnupfen, Husten, Halsschmerzen und Heiserkeit auf. Viele Patienten fühlen sich matt und abgeschlagen und klagen über Kopf- und Gliederschmerzen. Frühzeitig begonnen, kann eine homöopathische Behandlung die Beschwerden oft im Anfangsstadium abfangen und Komplikationen mildern. Ziel ist nicht, möglichst schnell das Fieber zu vertreiben, da dieses eine sinnvolle Reaktion des Körpers auf die Krankheitskeime darstellt.

Vergessen Sie neben den Homöopathika die vielen erprobten Hausmittel nicht; als Beispiele: Wadenwickel bei Fieber, Halswickel, Bettruhe und viel Schlaf, Wärme, heißer Tee mit Zitrone … Gehen Sie

Bei den ersten Anzeichen einer Erkältung kann man bereits Homöopathika wie Camphora D3 einsetzen.

unbedingt zum Arzt, wenn

- Fieber über 39 °C steigt oder die Temperatur trotz Behandlung weiter klettert,
- plötzlich starke Kopfschmerzen, Nackensteifigkeit, ausgeprägtes Schwächegefühl oder Herzbeschwerden auftreten,
- kleine Kinder und alte Menschen hohes Fieber entwickeln,

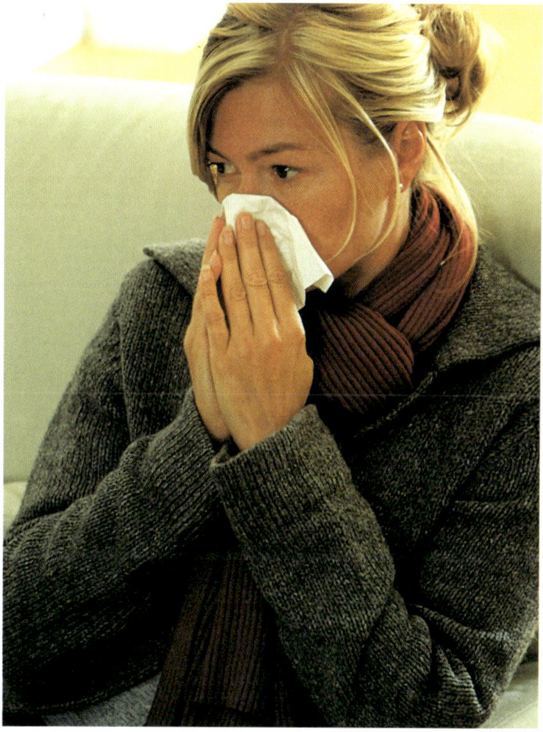

■ Schnupfen sich in den Nebenhöhlen oder den Stirnhöhlen festsetzt.

Dosierung: Halbstündlich bis stündlich 3 Tropfen bis zur baldigen Besserung. Zur Vorbeugung einmal täglich 5 Tropfen.

Camphora D3

(Kampher aus Cinnamomum camphora; Kampferbaum)

Wenn Camphora im **Frühstadium** einer Erkältung oder eines grippalen Infekts eingenommen wird, kann der Infekt damit erfahrungsgemäß häufig abgefangen oder stark gemildert werden. Erste Anzeichen sind Unwohlsein, Frösteln und Niesen. Der Patient ist sehr kälteempfindlich und klagt über Kältegefühl am ganzen Körper (kalte Nasenspitze). Die Nase beginnt langsam zu laufen, manchmal tränen die Augen. Eine Kreislaufschwäche kann dazu kommen.

Camphora wird bei den ersten Anzeichen eines grippalen Infekts eingenommen und hilft auch vorbeugend bei hoher Ansteckungsgefahr.

WICHTIG:

Nicht für Säuglinge und Kleinkinder unter zwei Jahren geeignet!!

Extra-Tipp:

Camphora schwächt die Wirkung fast aller anderen homöopathischen Arzneimittel oder hebt sie sogar auf. Daher darf es nicht gleichzeitig mit anderen Mitteln gegeben werden. Manche Homöopathen setzen es bewusst als Gegenmittel bei einer zu heftigen Erstverschlimmerung ein.

Bei plötzlich einsetzendem, heftigen Fieber ohne einen Tropfen Schweiß, bei großer Unruhe und Angst des Patienten gilt Aconitum als Mittel der Wahl.

Aconitum D6

(Aconitum napellus; Blauer Eisenhut)

Das Fieber beginnt plötzlich und heftig (oft abends und nachts) und steigt rasch an. Typisch: Die Haut fühlt sich heiß und trocken an („**trockenes Fieber**"). Auch das Gesicht ist trocken, heiß und rot; die Schleimhäute sind rot, der Puls hart. Der Patient fröstelt und friert anfangs, oft kommt Schüttelfrost hinzu, dann steigt das Fieber. Er ist ängstlich und sehr unruhig und wirft sich im Bett hin und her. Er hat viel Durst, oft trockenen Husten, Halsschmerzen und Fließschnupfen.

Der Infekt beginnt nach Aufenthalt in trocken-kaltem Wind oder in Zugluft, besonders wenn man vorher geschwitzt hat.

***Dosierung:** Stündlich 3 Tropfen/Globuli bis zur Besserung oder bis der Patient zu schwitzen beginnt.*

Belladonna ist oft das Folgemittel nach Aconitum, wenn der Patient beginnt zu schwitzen und der Infekt sich in einem Organ festsetzt.

Belladonna D6
(Atropa belladonna; Tollkirsche)
Das Mittel ist angezeigt bei Erkältungskrankheiten mit plötzlichem hohen Fieber mit starkem **Schwitzen**. In dieser Phase beginnt der Infekt, sich in einem Organ festzusetzen, zum Beispiel im Hals und Rachenraum mit geröteten, trockenen Schleimhäuten, rauem, wunden Hals („wie zugeschnürt") und Reizhusten oder in den Bronchien mit trockenem, krampfartigen Husten und bellenden Hustenanfällen. Oft kommen hämmernde Kopfschmerzen hinzu (siehe auch Kapitel „Kopfschmerzen" auf Seite 38).

Typisch für Belladonna-Patienten: Das Gesicht ist hochrotglühend und feucht-schweißig, der Mund trocken, die Pupillen erweitert, der Körper „glüht", die Halsschlagader klopft. Der Patient ist benommen, manchmal erregt und überempfindlich gegen Licht, Geräusche und Bewegung. Der Infekt wird ausgelöst durch feucht-kaltes Wetter und Unterkühlung.

***Dosierung:** Stündlich 3 Tropfen/Globuli bis zur Besserung, dann dreimal täglich 5 Tropfen.*

Ferum phosphoricum D6

(Eisenphosphat)

Wenn der Infekt nicht ganz so stürmisch beginnt, das Fieber allmählich einsetzt und steigt und der Patient nicht so stark leidet, ist Ferrum phosphoricum ein gutes Fiebermittel. Es eignet sich bei blassen, rasch erschöpften Menschen, auch Kindern, mit geringer Widerstandskraft. Der Kreislauf ist labil; die Gesichtsfarbe wechselt zwischen blass und rot. Vor allem die Atemwege sind betroffen: starker Fließschnupfen, häufiges Niesen, trockener Kitzelhusten (Reizhusten) und schmerzhaft geschwollene Lymphknoten plagen den Patienten. Oft ist der Infekt verbunden mit Nasenbluten, Kopf- und Ohrenschmerzen.

***Dosierung:** Akut stündlich 1 Tablette, dann dreimal täglich 1 Tablette.*

Ein allgemeines Zerschlagenheitsgefühl ist der deutlichste Hinweis auf Eupatorium.

Eupatorium D6

(Eupatorium perfoliatum; Wasserhanf)

Der Patient klagt über allgemeine Glieder- und Knochenschmerzen und fühlt sich „**wie zerschlagen**". Typisch: Der ganze Körper tut weh, Gelenke, Knochen und Muskeln schmerzen wie verrenkt oder gebrochen. Der Patient ist unruhig, stöhnt und jammert. Das Fieber steigt morgens zwischen 7 und 9 Uhr. Quälende Kopf- und Augenschmerzen, Fließschnupfen und Heiserkeit können dazu kommen. Der Husten ist trocken und schmerzhaft, der Patient muss sich dabei die Brust halten. Er hat großen Durst, muss aber nach dem Trinken eventuell erbrechen. Feuchtkaltes Wetter kann die fieberhafte Erkältung ausgelöst haben.

***Dosierung:** Stündlich 3 Tropfen, bei Besserung viermal täglich 5 Tropfen.*

Gelsemium D6

(Gelsemium sempervirens; Wilder Jasmin)

Der Infekt entwickelt sich allmählich und verläuft langsam. Selten steigt das Fieber über 39 °C (Höhepunkt am Nachmittag). Im Vordergrund der Beschwerden stehen starke, dumpfe Kopfschmerzen („Kopfgrippe"), die vom Hinterkopf zu Stirn und Augen ziehen. Die Augenlider hängen, Sehstörungen können auftreten, der Nacken schmerzt. Der Hals ist wund, die Nase zuerst verstopft, dann beginnt ein wässriger Schnupfen mit scharfem Sekret. Typisch: Der Patient fühlt sich matt, schwach, zittrig und **benommen** („wie betäubt"). Er ist schläfrig und sehr erschöpft. Die Infektion tritt oft bei milder, feuchter Witterung und Wetterwechsel von kühl zu heiß auf (so genannte Sommergrippe).

Dumpfe Kopf- und Gliederschmerzen, starke Erschöpfung und Benommenheit des Patienten deuten auf Gelsemium hin.

Dosierung: *Stündlich 3 Tropfen, bei Besserung viermal täglich 5 Tropfen.*

Bryonia D6

(Bryonia cretica; Zaunrübe)

Die Erkältung entwickelt sich langsam nach Abkühlung und Wetterwechsel von warm zu kalt. Betroffen sind vor allem die Schleimhäute in den oberen und unteren Atemwegen. Der Patient leidet an trockenem, harten Krampfhusten mit stechenden Brustschmerzen; er muss sich beim Husten vor Schmerzen den Brustkorb halten. Alle Schleimhäute sind trocken, die Lippen rissig. Heftige Kopfschmerzen können sich einstellen.

Der Patient ist kraftlos und müde und verlangt nach Ruhe. Auf Störungen reagiert er abweisend, gereizt und ärgerlich. Wärme verschlimmert die Beschwerden, ebenso jede Bewegung und Berührung.

Dosierung: *anfangs stündlich 3 Tropfen, dann drei- bis viermal täglich 5 Tropfen.*

Rhus toxicodendron D12
(Toxicodendron quercifolium; Giftsumach)
Die Beschwerden entstehen durch Verkühlung (bei erhitztem Körper), Durchnässung und bei Überanstrengung. Mit dem Fieber beginnen heftige, reißende Schmerzen in allen Muskeln und Gliedern, die aber durch anhaltende Bewegung und Wärme besser werden. Typisch sind die große Ruhelosigkeit und innere Unruhe des Patienten. Er ist reizbar, besorgt und sehr empfindlich gegen Kälte. Häufig heftiger Schnupfen mit verstopfter Nase und Fieberbläschen an der Lippe.

Dosierung: *Stündlich 3 Tropfen, bei Besserung dreimal täglich 5 Tropfen.*

Phytolacca D4
(Phytolacca americana; Kermesbeere)
Heftige **Halsschmerzen**, die beim Schlucken zu den Ohren ausstrahlen, dunkelrot geschwollene Schleimhäute im Rachen und entzündete Mandeln stehen im Vordergrund des grippalen Infekts. Der Patient kann nichts Heißes schlucken, er ist ruhelos und muss sich bewegen, was aber keine Linderung bringt. Er fühlt sich am ganzen Körper wie zerschlagen.

Bei brennenden Halsschmerzen, dunkelroter Rachenschleimhaut und schmerzhaft geschwollenen Lymphknoten ist Phytolacca angezeigt.

Dosierung: *Anfangs stündlich 3 Tropfen, dann viermal täglich 5 Tropfen.*

Echinacea D2
(Echinacea angustifolia oder pallida; Sonnenhut)
Zur Anregung der körpereigenen Abwehrkräfte kann Echinacea bei akuten und chronischen Infekten gegeben werden. Auch für Kinder geeignet. Echinacea kann mit dem jeweils angezeigten homöopathischen Medikament kombiniert werden.

Dosierung: *Dreimal täglich 5 Tropfen.*

Schnupfen, Heuschnupfen und Säuglingsschnupfen

Schnupfen ist häufig eine Begleiterscheinung eines grippalen Infekts, kann aber auch alleine auftreten. Besonders quält es Säuglinge und Kleinkinder, wenn sie keine Luft mehr durch die Nase bekommen und selbst noch nicht schneuzen können. Die lästige Zeit der verstopften oder fließenden Nase kann man mit homöopathischen Mitteln abkürzen.

Beim Heuschnupfen reagiert der Patient überempfindlich auf bestimmte Pollen und Blütenstaub. Viele Patienten leiden während der Pollenzeit an Augenentzündung und Triefnase. Die Auslöser der Allergie sollten vom Arzt geklärt werden. Ebenso müssen Sie unbedingt zum Arzt, wenn Sie Atemnot, Asthmaanfälle oder starke Augenbeschwerden bekommen.

Wenn das Nasensekret brennend scharf, der Tränenfluss aber milde ist, dann ist Allium cepa angezeigt.

Allium cepa D6

(Allium cepa; Küchenzwiebel)

Allium cepa wirkt vor allem auf die Nase bei Fließschnupfen und bei allergisch bedingtem Heuschnupfen. Typisch: Das reichlich fließende, wässrige, scharfe **Nasensekret** brennt und macht Nasenlöcher und Oberlippe wund. Dagegen ist das Tränensekret eher milde. Die Nase juckt und ist wund; der Patient klagt über ein Gefühl des „Roh-seins" in der Nase. Wärme verschlimmert die Beschwerden, an frischer Luft wird es besser.

Dosierung: *Anfangs stündlich 3 Tropfen, dann dreimal täglich 5 Tropfen.*

Euphrasia D4

(Euphrasia officinalis; Augentrost)

Euphrasia wirkt vor allem auf die Augen und die Schleimhäute der oberen Luftwege und hilft bei Heuschnupfen. Typisch: Das Tränensekret ist scharf und brennt, das Nasensekret dagegen milde. Der Patient hat geschwollene gerötete Augen, die jucken und brennen. Er blinzelt oft und ist lichtscheu; er hat das Gefühl, als liege ein Haar über dem Auge. Die Bindehäute sind gerötet (siehe Kapitel „Augen" auf Seite 43).

Dosierung: *Anfangs stündlich 3 Tropfen, dann dreimal täglich 5 Tropfen.*

Wenn im Frühjahr die Pflanzen zu blühen beginnen, bricht für Pollenallergiker die Leidenszeit an.

Luffa D6

(Luffa operculata; Schwammgurke)

Dieses Mittel hilft bei Fließ- und Stockschnupfen sowie bei Heuschnupfen-Beschwerden. Die Nase ist sehr trocken und verstopft; an den Wänden bilden sich Borken. Vor allem morgens kann der Schnupfen auch mit klarem weißlichen Sekret fließen. Der Patient klagt mitunter über Stirnkopfschmerz, fühlt sich träge, müde und lustlos; dies wird schlimmer, je länger der Heuschnupfen andauert. Im

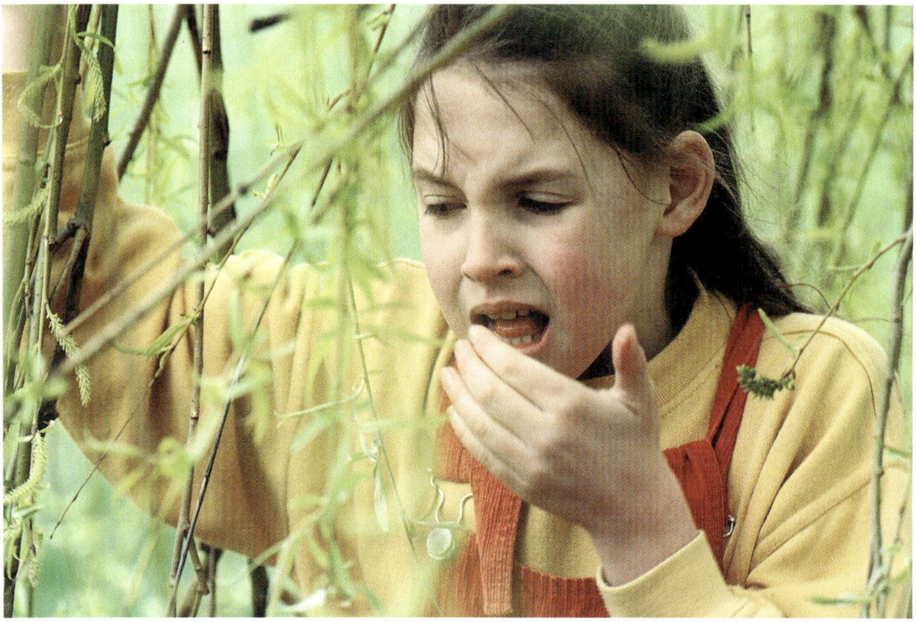

Freien bessern sich die Beschwerden, in warmer trockener Zimmerluft wird alles schlimmer.

Dosierung: *Drei- bis viermal täglich 1 Tablette.*

Galphimia glauca D4

(Thryallis glauca; Goldkrone)
Galphimia wirkt organotrop auf die Atemwege und wird bei allergisch bedingten Erkrankungen an Haut und Schleimhäuten eingesetzt. Es ist ein typisches Heuschnupfenmittel, wenn der Patient an Bindehautentzündung (mit starkem Tränen) und ausgeprägtem Schnupfen leidet. Schwitzen und Wärme verschlimmern die Beschwerden.

Dosierung: *In der Heuschnupfenzeit drei- bis viermal täglich 1 Tablette.*

Sambucus hat sich beim Säuglings- und Kleinkindschnupfen bewährt, wenn die Nase so verstopft ist, dass das Kind durch den Mund atmen muss.

Sambucus D3

(Sambucus nigra; Schwarzer Holunder)
Wenn ein fest sitzender Schnupfen **Babys und Kleinkinder** quält, ist Sambucus angezeigt. Die Nase ist verstopft, so dass der kleine Patient beim Stillen und Trinken keine Luft bekommt und immer wieder absetzen muss. Das Kind schwitzt, wenn es wach ist, aber im Schlaf ist die Haut trocken und heiß. Nachts geht es ihm schlechter, eventuell erwacht es sogar mit Atemnot. Fieber und Husten können hinzukommen. Trockene Kälte und Erschrecken verschlimmern das Leiden der Kleinen.

Dosierung: *Dreimal täglich 3 Globuli für Kleinkinder; bei Säuglingen reicht dreimal täglich ein Globulus.*

Kreislaufstörungen und niedriger Blutdruck

Alle Herz-Kreislauf-Erkrankungen müssen vom Arzt untersucht und abgeklärt werden. Gehen Sie bei allen plötzlich auftretenden Beschwerden wie Herzjagen, Schwindel, Ohnmachtsanfällen, Verdacht auf Herzinfarkt oder Hirnschlag sofort zum Arzt. Wenn nötig, rufen Sie den Notarzt!

Homöopathisch gut zu behandeln sind Beschwerden bei niedrigem Blutdruck (Hypotonie), wenn ein Arzt geklärt hat, dass keine schwer wiegende Ursache zugrunde liegt. Wichtig zu wissen: Ein niedriger Blutdruck ist keine Krankheit, kann im Alltag aber erheblich belasten. Typisch und oft quälend sind schnelle Ermüdbarkeit und großes Schlafbedürfnis, Schwindel, Flimmern und Schwarzwerden vor den Augen bei längerem Stehen und plötzlichem Aufrichten, kalte Hände und Füße. Bewegung, Gymnastik und Wasseranwendung regen den schlappen Kreislauf an.

Veratrum album hat große Bedeutung bei Kreislaufschwäche mit Herzklopfen, Kollaps, kaltem Schweiß und raschem, schwachen Puls.

Veratrum album D4

(Weiße Nieswurz; Germer)

Veratrum album hat sich bei akuter **Kreislaufschwäche** bewährt. Der Patient ist blass und am ganzen Körper kalt. Der kalte Schweiß steht ihm auf der Stirn. Er fühlt sich schwindelig bis zur Ohnmacht, hat heftiges Herzklopfen und einen raschen schwachen Puls. Das Gesicht ist ängstlich eingefallen. Starkes Verlangen nach Wärme und frischer Luft und viel Durst auf kaltes Wasser. Auch bei Kreislaufschwäche durch Sommerdurchfall (siehe „Magen-Darm-Störungen“ auf Seite 62) und nach ausgeprägten Infektionskrankheiten.

***Dosierung:** Akut 2 bis 3 Tropfen im Abstand weniger Minuten auf die Mundschleimhaut geben.*

Carbo vegetabilis D6

(Holzkohle von Rotbuchen- oder Birkenholz)

Das Mittel wird eingesetzt bei **labilem Kreislauf** und Ohnmachtsneigung, vor allem bei trägen, schwerfälligen, aufgedunsenen Menschen und Personen, die durch Alter oder längere Krankheit geschwächt sind. Der Patient fühlt eine eisige Kälte des Körpers und fröstelt; dennoch möchte er frische kühle Luft zugefächelt bekommen („Lufthunger"), was ihm gut tut. Carbo vegetabilis hilft auch Patienten, die an massiven Blähungen („Blähbauch") und Sodbrennen leiden, wobei Aufstoßen und der Abgang übel riechender Winde Erleichterung verschaffen.

Wenn ältere Patienten über Luftnot, Mattigkeit, Ohnmachtsneigung und „Blähbauch" klagen, sollte man an Carbo vegetabilis denken.

Dosierung: *Akut viertelstündlich 5 Tropfen bis zur Besserung, die rasch eintreten sollte; dann zwei- bis dreimal täglich 5 Tropfen.*

Haplopappus D3

(Haplopappus baylahuen; Bailahuenkraut)

Dies ist ein relativ neues homöopathisches Mittel, das aus der Volksmedizin Südamerikas stammt. Es wirkt organotrop auf das Herz-Kreislauf-System. Geeignet bei Erschöpfungszuständen und niedrigem Blutdruck, der mit Müdigkeit, Schwindel, Kopfschmerzen und Herzunruhe verbunden ist.

Dosierung: *Dreimal täglich 5 bis 10 Tropfen.*

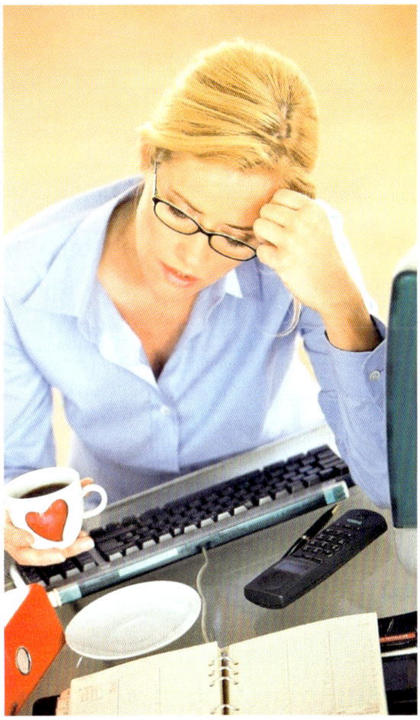

Niedriger Blutdruck führt oft zu Schwindel und Müdigkeit.

Magen-Darm-Störungen, Übelkeit und Erbrechen

Bauchweh mit Übelkeit und Erbrechen und/oder Durchfall gehört zu den häufigsten Beschwerden bei Kindern. Oft sind die Ursachen offensichtlich: Das Kind hat zu viel, Verschiedenes durcheinander oder etwas Unverträgliches gegessen und sich dabei den Magen verdorben. Kaltes Essen kann zum „erkälteten Magen" führen. Viele Kinder reagieren ebenso wie Erwachsene auf Kummer, Zorn oder Ärger mit Magenbeschwerden. Der Volksmund sagt zu Recht: „Das schlägt mir auf den Magen". Achten Sie bei der Mittelwahl auf die beschriebenen seelischen Besonderheiten. Gerade beim nervösen Magen ist es hilfreich, die Ursachen anzupacken und zu beseitigen.

Hartnäckige und schwere Magen-Darm-Störungen muss der Arzt abklären; eine homöopathische Behandlung kann die Beschwerden dann lindern. Gehen Sie unbedingt zum Arzt,

- bei Verdacht auf eine (Lebensmittel-)Vergiftung,
- wenn Bauchschmerzen plötzlich und sehr heftig auftreten,
- wenn Säuglinge und Kinder sowie alte Menschen heftigen Durchfall oder Erbrechen bekommen,
- wenn zusätzlich Fieber auftritt,
- bei Schwellungen und Schmerzen in der Leistengegend,
- wenn sich akute Beschwerden nicht schnell bessern oder immer wieder auftreten,
- wenn das Erbrochene Blut oder Darminhalt enthält,
- bei Erbrechen nach Kopfverletzungen, zum Beispiel durch Schlag oder Sturz (Gehirnerschütterung) und in der Schwangerschaft.

Chamomilla D6

(Matricaria chamomilla; Kamille)

Chamomilla ist ein sehr wichtiges Mittel in der Kinderheilkunde, jedoch können selbstverständlich auch Erwachsene das Mittel nehmen. Typisch: Die Kinder sind zornig, ungeduldig, **quengelig**, reizbar und kaum zufrieden zu stellen. Kleine Kinder wollen herumgetragen werden. Eine Backe ist rot, die andere deutlich blasser. Der Leib ist aufgetrieben. Blähungskoliken mit schneidenden Schmerzen, Brechdurchfall, grünschleimiger Stuhl („wie gehackter Spinat") und galliges Erbrechen quälen die kleinen Patienten. Mitunter müssen sie sich vor Schmerzen zusammenkrümmen. Alle Beschwerden scheinen unerträglich zu sein. Auslöser der Durchfälle können Aufregung, Zorn und Ärger sein. Oft bei Zahnungsbeschwerden (siehe im Kapitel „Zähne", Seite 47).

Quengelige, unleidige, manchmal auch ängstliche und völlig erschöpfte Kinder, die schier unerträgliche Schmerzen empfinden, sprechen gut auf Chamomilla an.

Dosierung: *Halbstündlich 3 Globuli, bei Besserung dreimal täglich 5 Globuli.*

Colocynthis hat sich bewährt bei Blähungskoliken des Säuglings, wenn die Krämpfe plötzlich einschießen und sich weder durch Windabgang noch Aufstoßen bessern.

Colocynthis D6

(Citrullus colocynthis; Koloquinte)

Die **kolikartigen Schmerzen** im Bauch sind so qualvoll, dass sich der Patient zusammenkrümmt und hin- und herwälzt. Auch schmerzhafte Blähungen, wässriger Durchfall, Übelkeit und Brechreiz können ihn plagen. Oft sind die Magenbeschwerden und Koliken durch Ärger, Kränkung, unterdrückte Wut, Aufregung und Sorgen ausgelöst. Die Patienten sind gereizt, ärgerlich und ungeduldig. Fester Druck, Wärme und Ruhe lindern die krampfartigen schneidenden Schmerzen.

Dosierung: *Stündlich 3 Globuli, bei Besserung dreimal täglich 5 Globuli.*

Magnesium phosphoricum D6

(Magnesiumphosphat)

Das Mittel hilft bei plötzlich (blitzartig) auftretenden, krampf- und kolikartigen Schmerzen in allen Hohlorganen. Der Leib ist von Blähungen aufgetrieben. Der Patient muss die Kleidung lockern, umhergehen und viele Winde ablassen. Er ist ängstlich, nervös und erschöpft. Wärme, warme Getränke, leichter Druck und Bauchmassage bessern. Auch bei Blähungskoliken von Säuglingen.

Dosierung: *Stündlich 5 Globuli bis zur Besserung.*

Bryonia D6

(Bryonia cretica; Zaunrübe)

Stechende, brennende Bauchschmerzen, besonders auf der rechten Körperseite, quälen den Patienten. Das Essen liegt ihm **wie ein Stein im Magen**, der Bauch ist schmerzhaft aufgetrieben. Alle Schleimhäute, auch im Mund, und die Lippen sind trocken. Der Patient hat viel Durst auf kaltes Wasser, das er in großen Schlucken trinkt. Typisch: Die geringste Bewegung verschlimmert alles. Daher wollen Babys und Kleinkinder nicht herumgetragen werden, während Bauchlage ihnen gut tut. Die Bauchschmerzen treten oft in Kombination mit hartnäckiger Verstopfung auf. Das Mittel hilft vor allem bei eher mageren Menschen, die oft reizbar, ärgerlich und voller Sorgen sind. Sie haben Angst vor der Zukunft und wollen alleine sein. Ärger und Zorn können das Übel ausgelöst haben.

Wenn das Essen „wie ein Stein im Magen" liegt, der Patient an brennenden Bauchschmerzen leidet und der Stuhlgang hart und trocken ist, nützt Bryonia.

Dosierung: *Akut stündlich 5 Globuli bis zur Besserung, dann dreimal täglich 5 Globuli.*

Pulsatilla D6

(Pulsatilla pratensis; Wiesenküchenschelle)

Das Mittel hat sich bewährt bei Magendrücken, Bauchschmerzen, Blähungen und Brechdurchfall nach Durcheinanderessen von Kuchen, fetten Speisen, kalten Getränken und Eis (**Familienfest, Sommerparty**). Der Patient hat einen trockenen Mund und einen bitteren Geschmack darin, aber keinen Durst. Die Zunge ist dick belegt und „pappig". Durchfall und Verstopfung können rasch abwechseln. Kinder, denen Pulsatilla hilft, sind labil, nörgelig und weinerlich, wenn es ihnen schlecht geht, und hängen gern an „Mamas Rockzipfel".

Wenn Kinder und Erwachsene bei einem Sommerfest Eis, Kuchen, fette Speisen und kalte Getränke durcheinander essen und anschließend über Magenbeschwerden und Durchfall klagen, ist Pulsatilla genau richtig.

Dosierung: *Anfangs stündlich 3 Globuli, bei Besserung drei- bis viermal täglich 5 Globuli.*

Nux vomica D12

(Strychnos nux vomica; Brechnuss)

Krämpfe, Übelkeit, Magenschmerzen, Sodbrennen und Erbrechen sind typischerweise die Folge von verdorbenem Magen, von übermäßigem Alkoholkonsum und Völlerei oder treten bei Ärger, Aufregung, beruflicher Überlastung und Zorn auf. Der Patient hat viel saures, bitteres Aufstoßen und muss oft schon frühmorgens erbrechen. Manchmal wechseln Durchfall und Verstopfung einander ab. Nux vomica ist ein gutes Mittel gegen Kater und ein Konstitutionsmittel für „Manager-Typen", die aufbrausend, ärgerlich und reizbar, oft arbeitswütig und ehrgeizig sind. Morgens und nach dem Essen geht es ihnen deutlich schlechter.

Dosierung: *Bei akuten Beschwerden stündlich 5 Tropfen, bei Besserung einmal täglich 5 Tropfen.*

Ipecacuanha D6

(Cephaelis ipecacuanha; Brechwurzel)

Ipecacuanha wirkt auf die Schleimhäute der Atemwege und des Magen-Darm-Traktes. Es hilft bei Magen-Darm-

Störungen mit **ständigem Brechreiz** und andauernder starker Übelkeit, die durch Erbrechen nicht besser wird. Schwere und fette Speisen, Obst, Kuchen und Eis verursachen Magenverstimmung und Durchfall. Der Patient fühlt sich schwach und elend, er ist übel gelaunt und reizbar. Nichts bessert seine Beschwerden; abends und nachts wird alles noch schlimmer. Schwüles Wetter, üppiges Essen, Bewegung, Kälte und Wärme verschlechtern das Befinden ebenfalls.

Anhaltende Übelkeit und Brechneigung weisen auf Ipecacuanha hin. Auch bei Migräne mit starker Übelkeit.

Fette Snacks, Alkohol und Koffein bereiten dem Magen wenig Freude.

Dosierung: *Stündlich 5 Tropfen bis zur Besserung.*

Arsenicum album D12

(Acidum arsenicosum; Arsen-III-oxid)

Dieses wichtige Konstitutionsmittel wird bei vielen Erkrankungen eingesetzt, die mit starker Entkräftung und Erschöpfung, Abmagerung, großer Angst und Ruhelosigkeit einhergehen. Das Mittel eignet sich für blasse, hagere Menschen, die eher scheu, unruhig und ängstlich sind.

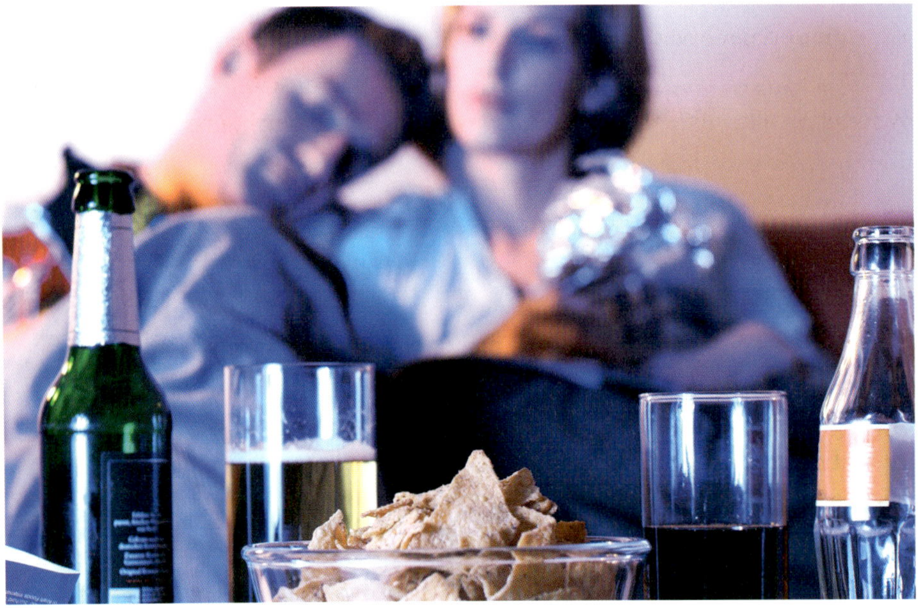

In der Regel sind sie sehr pflichtbewusst, intelligent und haben eine schnelle Auffassungsgabe. Bei geringster Anstrengung sind sie rasch erschöpft und magern bei Krankheiten schnell ab. Sie leiden unter Angst, allein gelassen zu werden, fürchten sich vor Tod, Krankheit, Einbrechern und vielem anderen. Schmerzen beschreiben sie häufig als brennend, dennoch empfinden sie Wärme, warme Getränke und heiße Anwendungen als lindernd. Weiterhin typisch: Alle Krankheitszeichen verschlimmern sich um und nach Mitternacht.
Arsenicum album hilft bei heftigen Brechdurchfällen, ausgelöst durch kalte Getränke oder durch verdorbene Lebensmittel, vor allem Wurst und Fleisch, sowie bei Sommerdurchfall mit wässrigen, übelriechenden Stühlen und heftigem Erbrechen. Dazu kommen oft brennende Magenschmerzen, die durch warme Wickel gemildert werden. Die Durchfälle schwächen den Kranken bis hin zur völligen Erschöpfung.

Dosierung: *Akut stündlich 5 Globuli, dann zwei- bis dreimal täglich 5 Globuli.*

Veratrum album D4

(Weiße Nieswurz; Germer)

Veratrum hilft bei vielen Erkrankungen, die mit großer Schwäche und Erschöpfung, Kältegefühl am ganzen Körper, kaltem Stirnschweiß und Kreislaufschwäche bis zur Ohnmacht einhergehen (siehe Kapitel „Kreislaufstörungen" auf Seite 60). Der Patient hat reichliche, schwallartig schießende, wässrige Durchfälle („wie Reiswasser"), die ihn enorm schwächen. Bewährt bei Brechdurchfall mit Kollapsneigung, oft bei heißem Wetter. Der Patient hat viel Durst auf kaltes Wasser.

Dosierung: *Akut stündlich 3 Tropfen, dann viermal täglich 5 Tropfen.*

Übelkeit und Durchfall auf Reisen

Viele Kinder, aber auch Erwachsene vertragen Autofahren oder das Schaukeln eines Schiffes nicht. Sie reagieren mit Übelkeit, Erbrechen und Kreislaufbeschwerden, den typischen Symptomen der Reisekrankheit. Orientieren Sie sich bei der Mittelwahl an den typischen Begleiterscheinungen.

Cocculus D6

(Anamirta cocculus; Kockelskörner)

Typisch ist starker Schwindel mit Schwächegefühl und Zittern; der Patient muss oft erbrechen. Jeder Gedanke an und Geruch von Essen verschlimmert den Zustand, ebenso jede Bewegung. Schlafmangel und Kaffee machen alles noch schlimmer. Gut geeignetes Mittel für Kinder.

Kinder, die beim Autofahren erbrechen müssen, können der Übelkeit mit Cocculus vorbeugen.

Tabacum D6

(Nicotiana tabacum; Tabak)

Der Patient fühlt sich „sterbenselend" und schwindelig bis zur Ohnmacht. Sein Gesicht ist sehr blass und von kaltem Schweiß bedeckt, der Körper eiskalt. Wärme und jede Bewegung verschlimmern, ebenso Tabakrauch; frische Luft bessert.

Dosierung für beide Mittel:

Akut halbstündlich bis stündlich 3 Tropfen/Globuli.

Extra-Tipp:

Bei bekannter Reisekrankheit kann Cocculus D6 vorbeugend ab drei Tage vor Reisebeginn, dreimal täglich 5 Tropfen/Globuli, gegeben werden. Ansonsten erste Gabe einige Stunden vor Reiseantritt.

Petroleum D12

(Petroleum rectificatum; Steinöl)

Trotz der Reisekrankheit hat der Patient Appetit; Essen bessert. Dennoch ist die Übelkeit mit heftigem, bitteren Erbrechen sehr ausgeprägt, solange das Fahrzeug sich bewegt. Vorwiegend bei Seekrankheit.

Dosierung: *Stündlich 3 Tropfen bis zur Besserung; erste Gabe einige Stunden vor Reiseantritt.*

Okoubaka D3

(Okoubaka aubrevillei; Baum aus Westafrika)

Wenn die **Klima- und Kostumstellung auf Reisen** unangenehme Beschwerden in Magen und Darm mit Übelkeit, Erbrechen und Durchfall auslöst, empfiehlt sich Okoubaka. Typisch: Rauchen verschlimmert die Beschwerden, eine Nahrungspause bessert. Auch bei Brechdurchfall durch Nahrungsmittelunverträglichkeit. Manche Menschen nehmen das Mittel zur Vorbeugung von Magen-Darm-Störungen auf Fernreisen (Tropenreisen) ein.

Okoubaka hat sich bei Fernreisen bewährt, wenn Ernährungsumstellung und fremdes Klima auf Magen und Darm schlagen.

Dosierung: *Anfangs stündlich 5 Tropfen, bei Besserung drei- bis viermal täglich 5 Tropfen; vorbeugend einmal täglich 5 Tropfen, einige Tage vor der Reise beginnen.*

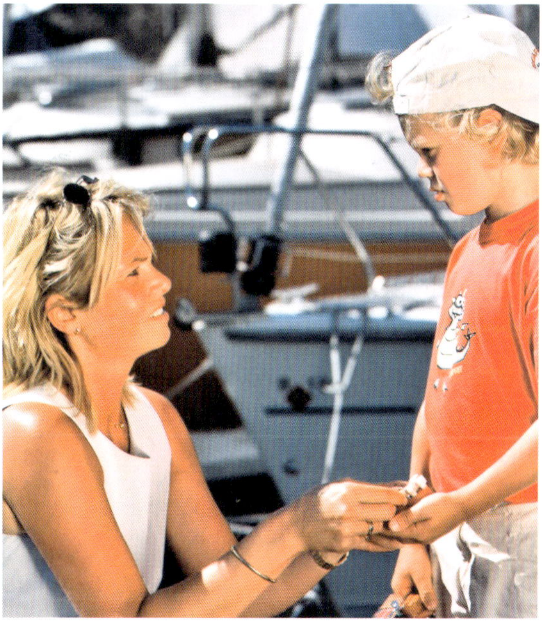

Besonders bei Fahrten mit dem Schiff wird vielen Menschen schlecht. Daher lohnt es sich, Mittel gegen Reiseübelkeit schon rechtzeitig vorher einzunehmen.

Akute Harnwegsinfektionen und Blasenleiden

Erstes Anzeichen einer Blasenreizung ist der zunehmende Drang, Wasser zu lassen. Bald treten brennende Schmerzen beim Urinieren auf, die in den Rücken ausstrahlen können; manchmal geht der Urin nur tropfenweise ab. Frauen sind deutlich häufiger betroffen als Männer. Vorbeugend helfen Schutz vor Unterkühlung, Wärme, reichliches Trinken und Wasserlassen nach dem Geschlechtsverkehr.

Gehen Sie zum Arzt, wenn

- die Harnwegsinfekte immer wieder auftreten,
- Sie Blut im Urin bemerken,
- Sie Fieber und Schmerzen in der Nierengegend bekommen (Nierenentzündung!),
- bei unfreiwilligem Harnabgang (Harninkontinenz), gehäuftem nächtlichen Harndrang und Störungen bei der Blasenentleerung (bei Männern). Bei akutem Harnverhalt den Arzt, eventuell Notarzt rufen!

Bei plötzlichem Beginn einer meist fieberhaften Blasenentzündungen helfen Aconitum und Belladonna (siehe auch im Kapitel „Erkältung mit Fieber", Seite 52/53).

Apis D6

(Apis mellifica; Honigbiene)
Apis wirkt organotrop auf die Schleimhäute, die Atemwege und die ableitenden Harnwege. Es hilft bei Blasenentzündung mit brennenden, stechenden Schmerzen beim Wasserlassen und häufigem Harndrang, wobei meist nur eine spärliche Urinmenge abgeht.

Dosierung: *Dreimal täglich 5 Tropfen.*

Cantharis D6

(Lytta vesicatoria; Spanische Fliege)

Heftiger Harndrang mit unerträglich brennenden Schmerzen vor, während und nach dem Urinieren ist typisch für Cantharis. Der Patient muss oft zur Toilette, aber der Harn geht nur tropfenweise ab. Trinken, vor allem Kaffee und Wasser, verstärkt die Schmerzen. Nicht nur die Blase ist gereizt, der ganze Patient ist ruhelos und überreizt.

Dosierung: *Akut stündlich 3 Tropfen, bei Besserung dreimal täglich 5 Tropfen.*

Dulcamara D6

(Solanum dulcamara; Bittersüßer Nachtschatten)

Dulcamara ist das klassische Mittel für alle akuten Erkrankungen, die durch **Unterkühlung und Durchnässung** (Regen, Baden) verursacht werden. Es hilft bei akuter Blasenentzündung in Folge von feuchtkaltem Wetter oder bei plötzlichem Wetterumschwung von warm zu kalt. Beim häufigen schmerzhaften Wasserlassen geht trüb-schleimiger Urin ab. Alles bessert sich durch Wärme (warmes Bett).

Dulcamara hilft bei vielen Beschwerden, die nach Unterkühlung und Durchnässung auftreten.

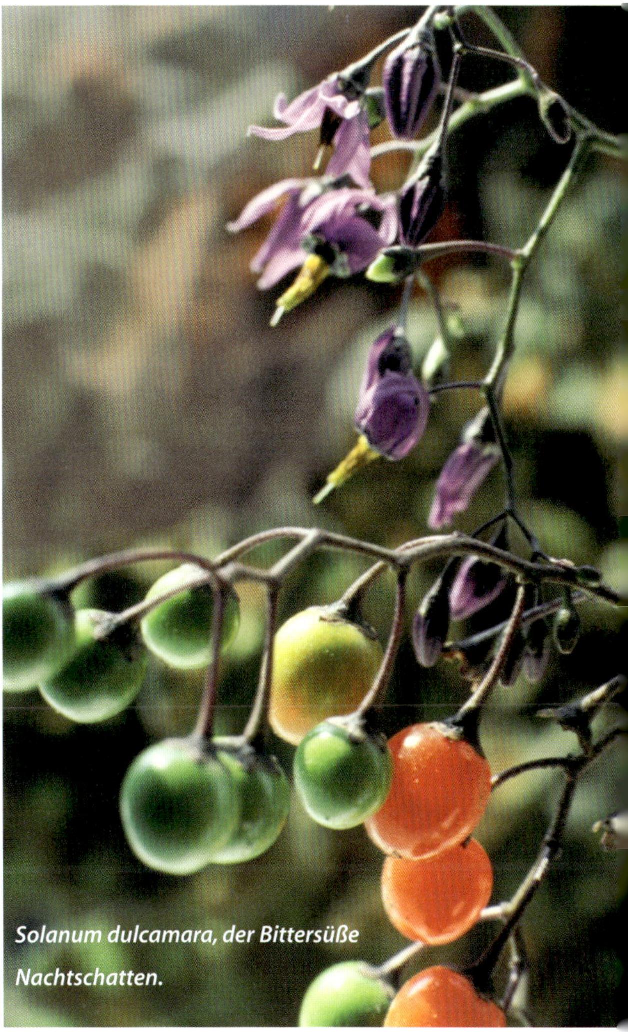

Solanum dulcamara, der Bittersüße Nachtschatten.

Dosierung: *Akut stündlich 3 Tropfen, bei Besserung dreimal täglich 5 Tropfen.*

Pulsatilla D6

(Pulsatilla pratensis; Wiesenküchenschelle)
Pulsatilla wird ebenfalls bei Blasenreizung in Folge von Nässe und Kälte eingesetzt. Typischer Auslöser: Sitzen auf kalten Steinen. Der Patient leidet an vermehrtem Harndrang und ausstrahlenden, krampfartigen Schmerzen bei und nach dem Wasserlassen. Allgemeine Erkältungsneigung.

Typisch: wechselnde Symptome, wenig Durst, weinerliche oder reizbare Stimmung. Die Patientin braucht Zuspruch und Trost. Pulsatilla wird auch bei unfreiwilligem Harnabgang bei Husten, Lachen oder in der Schwangerschaft eingesetzt.

Dosierung: *Drei- bis viermal täglich 5 Tropfen.*

Sabal D2

(Sabal serrulata; Sägepalme)
Sabal wirkt hauptsächlich auf die ableitenden Harnwege und die Geschlechtsorgane. Hilfreich bei Blasenentzündung nach verschleppter Erkältung oder bei gutartiger Vergrößerung der Vorsteherdrüse des Mannes (benigne Prostatahyperplasie, BPH), wenn ein Arzt die Beschwerden abgeklärt hat. Der Patient hat das Gefühl, als wäre die **Blase zu voll**, bei der Entleerung scheint die Harnröhre zu eng zu sein. Ständiger Harndrang nachts. Bei jeder Anstrengung, Nießen, Husten oder Lachen kann unwillkürlich Harn tröpfeln.

Sabal eignet sich bei Harnabflussstörungen und nächtlichem Harndrang bei Männern.

Dosierung: *Dreimal täglich 5 Tropfen.*

Beschwerden vor und während der Regelblutung

Viele Frauen haben mehr oder minder starke Beschwerden vor und während der „Tage“. Oft fühlen sie sich innerlich angespannt, gereizt oder traurig, die Stimmung wechselt stark. Während der Periodenblutung können Kopf-, Brust- und Bauchschmerzen, Übelkeit und Erbrechen auftreten. Leiden Sie stark und seit längerem unter diesen Beschwerden, sollten Sie einen Frauenarzt aufsuchen. Mitunter kann eine Konstitutionsbehandlung beim homöopathisch tätigen Arzt helfen.

Gehen Sie unbedingt zum Arzt,

- wenn die Blutung ausbleibt,
- wenn die Blutung sehr schwach oder sehr stark ist,
- bei Zwischen- und Schmierblutungen,
- bei allen Veränderungen an der Brust,
- wenn Sie noch nie beim Frauenarzt waren oder innerhalb des letzten halben Jahres wegen der Beschwerden keinen Arzt aufgesucht haben.

Dosierung für die folgenden Mittel: *Bei akuten Schmerzen, wenn nicht anders angegeben, stündlich 3 Tropfen, bei Besserung drei- bis viermal täglich 5 Tropfen.*

Chamomilla D6

(Matricaria chamomilla; Echte Kamille)

Heftige („unerträgliche“) kolikartige Schmerzen vor und zu Beginn der Menstruation strahlen vom Rücken zur Innenseite der Oberschenkel aus und können die Patientin zur Verzweiflung treiben. Die Blutung ist dunkel und klumpig, oft verbunden mit Blähungen und saurem Erbrechen. Die Frau ist äußerst reizbar, ungeduldig und stark schmerzempfindlich. Auslöser kann ein heftiger Ärger sein.

Belladonna D6

(Atropa belladonna; Tollkirsche)
Intensive, pulsierende Schmerzen (auch vor der Regel) treten plötzlich auf, verschwinden und kehren in Intervallen wieder. Die Frau hat das Gefühl, als ob alles im Unterleib nach unten dränge. Die Blutung ist hellrot, reichlich und übel riechend; oft kommt sie zu früh.

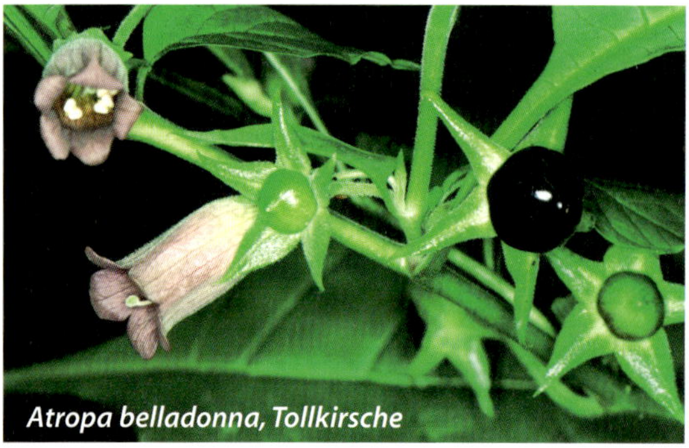
Atropa belladonna, Tollkirsche

Kolikartige Krämpfe, die bereits vor der Blutung blitzartig auftreten, lassen sich mit Magnesium phosphoricum lindern.

Magnesium phosphoricum D6

(Magnesiumphosphat)
Starke **krampfartige Periodenschmerzen** im gesamten Unterbauch, die blitzartig kommen, gehen und wiederkehren, beginnen einen bis zwei Tage vor Eintritt der Blutung und werden ab dem zweiten Blutungstag deutlich besser. Monatelang kann dann Ruhe sein. Zusammenkrümmen, Druck auf den Leib und Wärme lindern die Schmerzen. Die Patientin fühlt sich wie „zerschunden“ und sehr erschöpft. Große körperliche Schwäche.

Wenn die Regel sich ständig in Rhythmus, Stärke und Beschwerden ändert, aber eher schwach und verspätet kommt, kann Pulsatilla helfen.

Pulsatilla D12

(Pulsatilla pratensis; Wiesenküchenschelle)
Vor und während der Periode leidet die Patientin an einem „Beschwerdepaket“ mit Bauchkrämpfen, Koliken, Übelkeit, Erbrechen, Schwindel, Kopf- und Rückenschmerzen. Die Blutung kommt **sehr unregelmäßig**,

ist eher zu schwach oder setzt ganz aus. Pulsatilla ist ein Konstitutionsmittel für blonde, blasse Frauen mit nachgiebigem, schüchternen Wesen. Die Patientin ist empfindlich, launisch, weinerlich und braucht Trost. Auffallend ist ein großes Bedürfnis nach frischer Luft.

Veratrum album D6

(Weiße Nieswurz; Germer)
Veratrum hilft bei heftigen, krampfartigen Bauchschmerzen mit Neigung zu Schwindel und Kreislaufschwäche bis zum Kollaps mit kaltem Stirnschweiß. Die Patientin fühlt sich sehr schwach; Übelkeit und Durchfall erschöpfen sie.

Colocynthis D6

(Citrullus colocynthis; Koloquinte)
Heftige schneidende Schmerzen im Bauch treten anfallsartig auf und kehren in Wellen wieder. Die Patientin krümmt sich vor Schmerzen. Die Blutung ist stark. Druck auf den Bauch, Wärme und Ruhe lindern. Ärger und Verdruss können die Koliken auslösen oder verschlimmern.

Cimicifuga wird eingesetzt bei Störungen vor und während der Regelblutung, in der Schwangerschaft und den Wechseljahren.

Cimicifuga D6

(Cimicifuga racemosa; Traubensilberkerze)
Cimicifuga wirkt auf unterschiedliche Beschwerden, die mit dem **Hormonsystem der Frau** zusammenhängen. Je stärker die monatliche Blutung, umso stärker werden die Schmerzen. Heftige krampfartige Schmerzen im Unterleib drängen nach unten und können hin- und herschießen. Jede Erregung, Kälte und Nässe verschlimmern, warmes Einhüllen ist wohltuend. Die Frau ist reizbar, ruhelos und niedergeschlagen. Die seelischen Beschwerden bessern sich mit Beginn der Blutung.

Dosierung: *Dreimal täglich 5 Tropfen oder Globuli.*

Wechseljahrsbeschwerden

Als Wechseljahre oder Klimakterium bezeichnet man den Abschnitt im Leben einer Frau, in dem die monatliche Blutung auszubleiben beginnt. Zwischen dem 45. und 55. Lebensjahr findet im weiblichen Körper eine grundlegende hormonelle Umstellung statt. Bei vielen Frauen ändern sich auch die äußeren Lebensumstände, wenn beispielsweise die Kinder erwachsen und Eltern oder nahe Angehörige pflegebedürftig werden. Sie müssen sich ganz neu orientieren und in ihrer Weiblichkeit neu bestimmen – keine leichte Aufgabe. Untersuchungen zufolge reagieren drei Viertel aller Frauen auf den Wechsel mit unterschiedlich starken körperlichen und seelischen Beschwerden wie Hitzewallungen, Schweißausbrüchen, Trockenheit der Scheide, vermehrter Unlust, Reizbarkeit, Weinerlichkeit oder gedrückter Gemütslage bis zur Depression und seelischen Krise.

Nur bei leichteren Beschwerden ist eine Selbstbehandlung möglich. Im Folgenden werden auch Konstitutionsmittel angegeben, die auf eine Behandlung des ganzen Menschen, nicht nur eines einzelnen Symptoms abzielen. Achten Sie bei der Auswahl eines Mittels besonders auf Ihre Stimmungslage und die vorrangigen Empfindungen. Wenn Sie sich bei der Beurteilung nicht ganz sicher sind, lassen Sie sich in der Apotheke oder von einem homöopathisch tätigen Arzt beraten.

Gehen Sie unbedingt zum Frauenarzt

- bei häufigen und heftigen Blutungen in den Wechseljahren und Blutungen nach dem Geschlechtsverkehr,
- bei allen körperlichen und seelischen Beschwerden, die Sie sehr belasten,
- bei schwerer seelischer Verstimmung und Niederge-

schlagenheit bis zur Depression,

- wenn der letzte Besuch beim Frauenarzt länger als ein Jahr zurückliegt.

Dosierung: *Zweimal täglich 5 Globuli/Tropfen über drei bis vier Wochen, dann eine Pause einlegen.*

Pulsatilla D12

(Pulsatilla pratensis; Wiesenküchenschelle)

Pulsatilla wird gerne als Frauenmittel bezeichnet und bei blonden, blassen, eher schüchternen, sanften Frauen eingesetzt, die eher traurig gestimmt sind, „nahe am Wasser gebaut" haben und sich gerne trösten lassen. Die Beschwerden sind **vielfältig und wandern** im Körper. Fette Speisen werden nicht vertragen. Neben rheumatischen Beschwerden, die durch kalte Auflagen besser werden, können Schleimhautkatarrhe mit dicken, gelb-grünen Absonderungen, Harnwegsentzündungen und Venenleiden auftreten. Sanfte Bewegung, frische Luft und kalte Anwendungen bessern die Beschwerden.

Häufig wechselnde Beschwerden, Verdauungsprobleme mit Fettunverträglichkeit, Neigung zu Erkältungen, ständiges Frieren und ein labiles Gemüt deuten auf Pulsatilla hin.

Cimicifuga D6

(Cimicifuga racemosa; Traubensilberkerze)

Cimicifuga kommt zum Einsatz, wenn rheumatische Schmerzen an Gelenken, Muskeln und Sehnen im Vordergrund stehen. Nacken und Rücken sind sehr empfindlich („es sitzt mir im Nacken"). Die Symptome betreffen vorwiegend die linke Körperhälfte. Die Frau ist nervös und erregt-unruhig, aber auch bedrückt, deprimiert und ängstlich. Bei Erregung, Kälte, Nässe und während der Blutung verschlimmern sich die Beschwerden.

Dosierung: *Dreimal täglich 5 Globuli/Tropfen über drei bis vier Wochen, dann eine Pause einlegen.*

Lachesis D12

(Lachesis mutus, Buschmeisterschlange)

Lachesis ist ein stark wirksames Konstitutionsmittel und wirkt rasch. Es eignet sich für übernervöse, überaktive, **ruhelose und reizbare Frauen**, die unter ständigen Hitzewallungen leiden und viel schwitzen. Die Wechseljahre erleben sie als echte Belastung. Auffällig ist der starke Rededrang; auch Eifersucht, Neid und Hass können auftreten. Typisch ist eine Überempfindlichkeit gegen alles Beengende sowohl im seelischen Bereich wie auch körperlich, wobei der Hals am empfindlichsten ist; eng anliegende Kleidung ist unerträglich. Die Beschwerden werden durch Schlafen, Wärme und Ruhe schlimmer. Bewegung und frische Luft schaffen Linderung.

Dosierung: *Zweimal täglich 5 Globuli über 10 bis 14 Tage, dann eine Pause einlegen.*

Große seelische und geistige Erregung, Geschwätzigkeit, Neid, Hass und Eifersucht, Hitzewallungen und Blutdruckanstieg treiben Frauen um, die auf Lachesis ansprechen.

Ausgeprägte Senkungsbeschwerden der Beckenorgane, rascher Stimmungswechsel von Gleichgültigkeit zu Abneigung und Hass sowie Wechsel zwischen Hitze und Frieren deuten auf Sepia hin.

Sepia D12

(Sepia officinalis; Tinte des Tintenfischs)

Sepia ist ein Konstitutionsmittel, das häufig bei Frauenleiden eingesetzt wird. Typisch ist ein rascher **Stimmungswechsel** von tiefer Traurigkeit und Gleichgültigkeit zu Gereiztheit, Streitsucht, Ablehnung und sogar Hassgefühlen gegenüber anderen, auch geliebten Menschen sowie gegen berufliche oder häusliche Pflichten. Dies kann zur Entfremdung von der Familie führen. Plötzlich auftretende Hitzewallungen mit Schweißausbrüchen wechseln ab mit Frieren und Frösteln (heißer Kopf, warme Hände, kalte Füße und umgekehrt). Häufig besteht das Gefühl einer Absenkung der Geschlechtsorgane, auch Juckreiz der Scheide. Wohltuend sind Wärme und Bewegung, auch starke körperliche Anstrengung.

Dosierung: *Zweimal täglich 5 Globuli/Tropfen über drei Wochen, dann eine Pause einlegen.*

Venenleiden

Krampfadern und Venenleiden sind häufig anlagebedingt; sie werden gefördert durch Hormoneinflüsse (Schwangerschaft), langes Stehen, mangelnde Bewegung und Behinderung des venösen Rückflusses. Erste Zeichen sind Spannungsgefühl und Schwellung der Beine („schwere Beine"); später können Schmerzen, Entzündung der Venen und sogar Geschwüre an der Haut (Unterschenkelgeschwür) auftreten. Bei einer Venenentzündung müssen Sie den Arzt aufsuchen, ebenso bei Hautentzündung, länger schmerzenden und offenen Beinen. Im Verbund mit venösen Stauungen treten oft auch Hämorrhoiden auf. Hämorrhoiden und Blut im und auf dem Stuhl müssen Sie zwingend vom Arzt abklären lassen. Eine Selbstbehandlung ist ausschließlich nach Absprache mit dem Arzt möglich!

Erkrankungen der Beinvenen machen sich meist in schweren, schmerzenden Beinen bemerkbar.

Leichte Venenbeschwerden können Sie selbst behandeln. Beugen Sie vor und ergänzen Sie die homöopathische Behandlung mit viel Bewegung (Spazieren gehen, Treppen steigen), Gymnastik, Wasseranwendungen und häufigem Hochlagern der Beine. Menschen, die im Lauf des Tages viel stehen müssen, sollten Stützstrümpfe tragen.

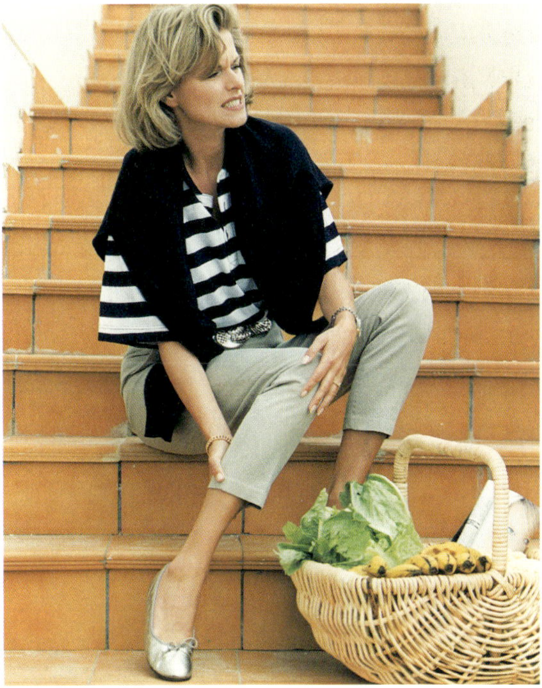

Eine Faustregel zur Unterstützung der Beine lautet: Sitzen und stehen sind schlecht für die Venen, Laufen und Liegen erleichtern.

Dosierung für die folgenden Mittel:
Dreimal täglich 5 Tropfen oder 1 Tablette über drei, maximal fünf Wochen. Bei Besserung reduzieren, dann absetzen.

Aesculus eignet sich auch zur vorbeugenden Behandlung von geschwollenen Beinen, zum Beispiel in der Schwangerschaft (vorher den Arzt fragen!).

Aesculus D6

(Aesculus hippocastanum; Rosskastanie)
Aesculus ist ein Standardmittel der **Venentherapie**, solange keine Komplikationen bestehen. Geeignet bei erweiterten Venen, verstärkter Venenzeichnung an den Beinen (Krampfadern), geschwollenen, schmerzenden Beinen und venöser Stauung. Hämorrhoiden sind dunkelrot und bluten selten, aber der Patient hat ein Fremdkörpergefühl im After mit schneidenden, stechenden Schmerzen.

Arnica D6

(Arnica montana; Bergwohlverleih)
Arnica hilft bei sehr berührungsempfindlichen, schmerzhaften Venen und Krampfadern. Die Beine sind rot und heiß. Arnica ist vor allem für muskulöse, vollblütige, arbeitsame Menschen geeignet.

Hamamelis wirkt organotrop auf das venöse System und hilft bei venösen Blutungen ebenso wie bei Stauungen.

Hamamelis D6

(Hamamelis virginiana; Zaubernuss)
Die Venen sind voll erweitert, angeschwollen und sehr empfindlich. Der Patient empfindet wunde, prickelnde oder stechende Schmerzen. Die **Krampfadern** treten stark hervor, die Beine sind müde und schwer und fühlen sich an wie nach einer Prellung. Außerdem leidet der Patient häufig auch an Hämorrhoiden und Nasenbluten. Dabei fließt meist dunkles Blut gleichmäßig und stetig. Verschlimmerung bei feuchtwarmem Wetter, Berührung und Druck.

Offene Wunden, Sportverletzungen, Muskelkater, Insektenstiche

Oberflächliche Wunden, leichtere Verletzungen und so genannte stumpfe Traumen wie Verstauchungen, Zerrungen, Prellungen und Blutergüsse können Sie meist selbst behandeln. Muskelkater ist zwar keine ernste Erkrankung und verschwindet nach einigen Tagen von selbst, doch diese schmerzhafte Zeit kann man homöopathisch erträglicher machen. Nach ärztlichen Eingriffen wie Operationen, Zahnziehen oder Nähen einer Wunde können homöopathische Mittel die Heilung beschleunigen und Wundschmerz lindern.

Ganz wichtig: Achten Sie auf den Tetanus-Schutz! Wenn Sie nicht mehr wissen, wann Sie zum letzten Mal geimpft wurden, und Ihren Impfpass nicht mehr finden, sprechen Sie mit Ihrem Arzt. Gehen Sie sofort zum Unfallarzt oder in die Klinik, oder rufen Sie den Notarzt

- bei Bissverletzungen durch Tiere (Tollwutgefahr!),
- bei starken, nicht stillbaren Blutungen,
- bei Verdacht auf innere Verletzungen und Knochenbrüche,
- bei verschmutzten großen und tiefen Wunden,
- bei Wunden mit ausgerissenen, ausgefransten Rändern (müssen genäht werden),
- bei Fremdkörpern in der Wunde.

Extra-Tipp:
Suchen Sie bei jeder größeren Verletzung und Verbrennung immer einen Arzt auf. Die fachgerechte Behandlung verhindert Entzündungen und oft auch die Bildung hässlicher Narben.

Arnica D6

(Arnica montana; Bergwohlverleih)

Arnica ist ein bewährtes **Wundheilungsmittel** bei allen oberflächlichen offenen Wunden, aber auch bei stumpfen Traumen (Verletzungen im Gewebe) wie Prellungen, Quetschungen, Verstauchungen, Schwellungen und blauen Flecken (Bluterguss). Typisch: Jede Bewegung schmerzt heftig; dies wird schlimmer bei Berührung und Bewegung. Auch bei Blutergüssen nach Schlag, Stoß oder Fall sowie bei Nasenbluten nach Schlag auf die Nase oder großer körperlicher Anstrengung. Arnica stillt Blutungen, verhindert oder mildert das Anschwellen, lindert Schmerzen und fördert die Heilung. Bei Muskelkater: Wenn nach körperlicher Überanstrengung alle Muskeln und Knochen weh tun, der ganze Körper überempfindlich ist und sich wie zerschlagen anfühlt, kann ebenfalls Arnica helfen.

Arnica ist das Hauptmittel bei Verletzungen aller Art. Unbedingt in die Sporttasche einpacken. Umschläge mit Arnica unterstützen die Heilung.

Dosierung: *Bei akuten Beschwerden eine Stunde lang viertelstündlich 3 Tropfen, dann stündlich bis dreimal täglich 5 Tropfen. Bei Muskelkater dreimal täglich 5 Tropfen.*

Calendula D6

(Calendula officinalis; Ringelblume)

Calendula unterstützt die Heilung bei allen offenen Wunden und Gewebeverletzungen, zum Beispiel Schürf-, Schnitt- und Risswunden sowie bei Einrissen des Damms bei der Entbindung. Das Mittel ist angezeigt bei Wunden mit roten zerrissenen Rändern, die **leicht eitern, schlecht heilen** und sich immer wieder entzünden. Der Patient empfindet außerordentlich starke Schmerzen, die ihn erschöpfen. Er ist leicht reizbar und überempfindlich.

Calendula lindert den Schmerz und hilft auch bei hartnäckigen offenen Wunden, zum Beispiel Unterschenkelgeschwür und Wundliegen.

Dosierung: *Dreimal täglich 5 Tropfen.*

Hypericum D12

(Hypericum perforatum; Johanniskraut)

Hypericum hat einen ausgeprägten Bezug zum **Nervengewebe**. Daher wird es eingesetzt bei Verletzung, Quetschung und Prellung von nervenreichem Gewebe, zum Beispiel an Wirbelsäule und Steißbein sowie an den Fingern, Fingerkuppen und Zehen (auch im Wechsel mit Arnica). Die Schmerzen ziehen die Nervenbahnen entlang zur Körpermitte. Ruhiges Liegen bessert die Beschwerden; Kälte, Bewegung und Berührung verschlimmern.

Dosierung: *Akut alle 15 Minuten 3 Tropfen, bei Besserung einmal täglich 5 Tropfen.*

Hypericum ist bei stumpfen Verletzungen sowie Stich-, Schnitt- und Risswunden in nervenreiches Gewebe angezeigt, die zu Taubheit und Kältegefühl in der verletzten Region führen.

Bellis D6

(Bellis perennis; Gänseblümchen)

Hilft gegen schmerzhafte Quetschungen und Prellungen des Gewebes mit Blutergüssen, wenn der Patient sich nach der Verletzung sehr wund und abgeschlagen fühlt. Wärme, fortgesetzte Bewegung und Massage lindern. Bei Wundschmerz nach Operationen.

Dosierung: *Stündlich 3 Tropfen, dann dreimal täglich 5 Tropfen.*

Extra-Tipp:
Arnica im Wechsel mit Hypericum in den ersten Tagen nach Knochenbrüchen sowie Zahn- und Wurzelbehandlungen geben.

Rhus toxicodendron D12

(Toxicodendron quercifolium; Giftsumach)

Bei **Sportverletzungen** (Bänderzerrungen, Verstauchungen, Verrenkungen) gilt Rhus tox. als Mittel der Wahl, wenn Durchnässung, Unterkühlung, Überlastung oder

Bewegungsschmerzen, die auf Rhus toxicodendron ansprechen, bessern sich, wenn der Patient die betroffenen Glieder anhaltend bewegt; bei Ruhigstellung verschlimmern sie sich.

Überanstrengung die Beschwerden ausgelöst haben. Der Körper fühlt sich steif, lahm und zerschlagen an. Hilft auch bei Muskelkater mit reißenden, ziehenden Schmerzen; der gesamte Bewegungsapparat kann steif und unbeweglich sein. Der Patient ist ruhelos und will ständig seine Lage verändern. Die Schmerzen sind zu Beginn einer Bewegung schlimmer, werden aber bei fortgesetzter Bewegung, Massieren und Wärmeanwendung leichter.

Dosierung: *Stündlich 5 Tropfen, dann einmal täglich 5 Tropfen.*

Ruta D6

(Ruta graveolens; Weinraute)
Bei Prellungen nahe des Knochens und möglicher Verletzung der Knochenhaut, bei Bänder- und Sehnenzerrung sowie Sehnenscheidenentzündung hilft Ruta. Das Mittel hat eine besondere Beziehung zum Handgelenk (Überlastung durch Büroarbeit oder Musizieren).

Dosierung: *Bei akuten Beschwerden stündlich 3 Tropfen (auch im Wechsel mit Arnica), bei Besserung dreimal täglich 5 Tropfen.*

Bei Insektenstichen und kleinen Stichwunden

Ledum D6

(Ledum palustre; Sumpfporst)
Bei Bremsen- und Mückenstichen und anderen punktförmigen Stichverletzungen (Nadeln) hilft Ledum. Auffällig ist die Kälte der betroffenen Stelle und die anhaltende Verfärbung der Haut. Ledum lindert Jucken, Brennen und Schwellung. Eintauchen in kaltes Wasser und kalte Umschläge sind wohltuend, Wärme wird nicht vertragen.

Apis D6

(Apis mellifica; Honigbiene)

Als Soforthilfe bei Wespen- und Bienenstichen. Die Haut ist blassrot geschwollen und heiß; der Patient empfindet stechende, brennende Schmerzen und ist äußerst empfindsam gegen Berührung. Kälte und kühlende Umschläge tun gut. Bei Stichen in Gesicht und Hals sowie Anzeichen allergischer Reaktion sofort den Notarzt rufen und Apis allenfalls zur Überbrückung bis zu seinem Eintreffen geben!

Der Einsatz von Apis bei Bienen- und Wespenstichen entspricht ganz offensichtlich der Ähnlichkeitsregel der Homöopathie.

Dosierung für beide Mittel:

Akut alle 15 Minuten 3 Tropfen, bei Besserung dreimal täglich 5 Tropfen.

Extra-Tipp:

Apis und Ledum kann man unterstützend äußerlich anwenden. Dazu einige Tropfen oder Globuli in Wasser geben und damit mehrmals die Stichstelle betupfen.

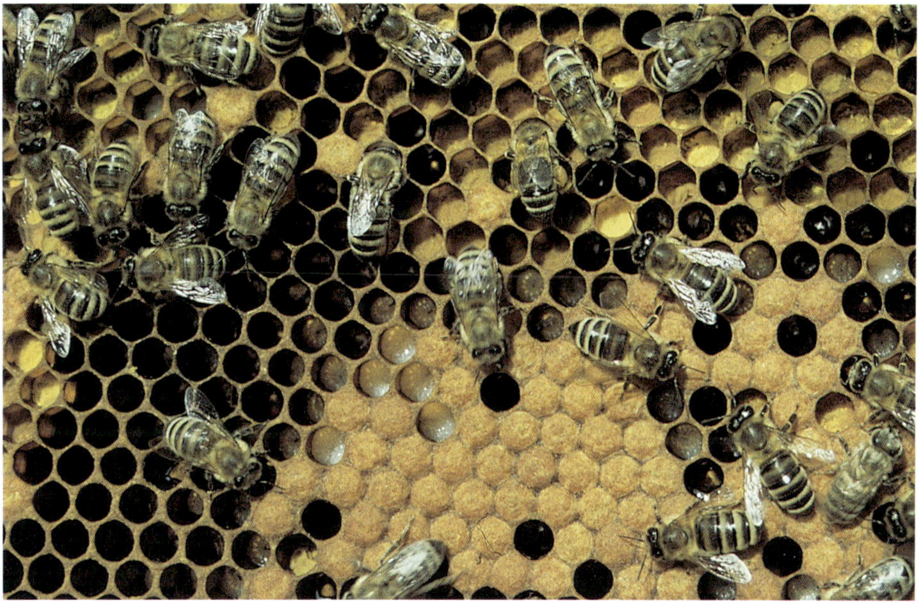

Verbrennungen, Sonnenbrand und Sonnenstich

Der Wunsch, schnell braun zu werden, siegt im Sommer und besonders im Urlaub oft über die Vernunft. Sonnenbrand und sogar Sonnenstich können die Folge sein. Achten Sie vorbeugend auf eine vernünftige Bekleidung, zum Beispiel mit Mütze und langärmeliger Bluse/Hemd, sowie auf Sonnenschutzmittel mit hohem Lichtschutzfaktor. Mittagssonne am besten meiden (von 12 bis 16 Uhr Siesta im Schatten), ausreichend trinken, bei Wanderungen oder Radtouren regelmäßige Pausen im Schatten einlegen. Kleinkinder dürfen nur mit Mütze und Hemdchen bekleidet am Strand spielen, Spielplätze im Schatten sind eindeutig zu bevorzugen.
Sonnenbrand ist eine mehr oder weniger tiefe Verbrennung der Haut. Daher können beide Beschwerden – Sonnenbrand und oberflächliche Hautverbrennungen – mit den gleichen Mitteln behandelt werden.

Gehen Sie unbedingt zum Arzt bei

- schweren und großflächigen Verbrennungen,
- allen Verbrennungen bei Säuglingen, Kleinkindern und Kindern,
- Verbrennungen im Gesicht, an Händen und Füßen,
- bei Verletzungen und Verätzungen mit Chemikalien, Säuren oder Laugen,
- bei Benommenheit, Übelkeit, Erbrechen, Kopf- und Nackenschmerzen nach übermäßiger Sonneneinstrahlung; bei Verdacht auf einen Sonnenstich den Notarzt rufen!

Cantharis D6

(Lytta vesicatoria; Spanische Fliege)

Cantharis ist das Hauptmittel

bei Sonnenbrand, Verbrennungen und Verbrühungen, wenn die Haut heftig brennt, sticht und Blasen zieht.

Belladonna D6

(Atropa belladonna; Tollkirsche)
Bei Sonnenbrand durch intensive Sonneneinwirkung, zum Beispiel beim Bergwandern oder Skifahren, und Verbrennungen ersten Grades. Typisch: hochrotes, schweißiges Gesicht, schmerzhaft gerötete, heiße Haut, klopfende oder pulsierende Schmerzen, Kopfschmerz. Alle Beschwerden sind sehr heftig. Bei Sonnenstich zur Überbrückung, bis der Notarzt kommt!

Apis D6

(Apis mellifica; Honigbiene)
Bei Sonnenbrand und Verbrennungen mit blassroter, geschwollener Haut und stechendem Schmerz. Die Haut ist sehr empfindlich gegen jede Berührung; kalte Umschläge lindern die Schmerzen.

Dosierung für alle drei Mittel: *Akut alle zehn Minuten 3 Tropfen, bei Besserung dreimal täglich 5 Tropfen.*

Kinder sollten sich am Strand gut vor der Sonne schützen, da Sonnenbrände in diesem Alter das Risiko für Hautkrebs erhöhen.

Extra-Tipp:
5 bis 10 Tropfen Apis in etwas Wasser geben und die Haut damit mehrmals täglich betupfen.

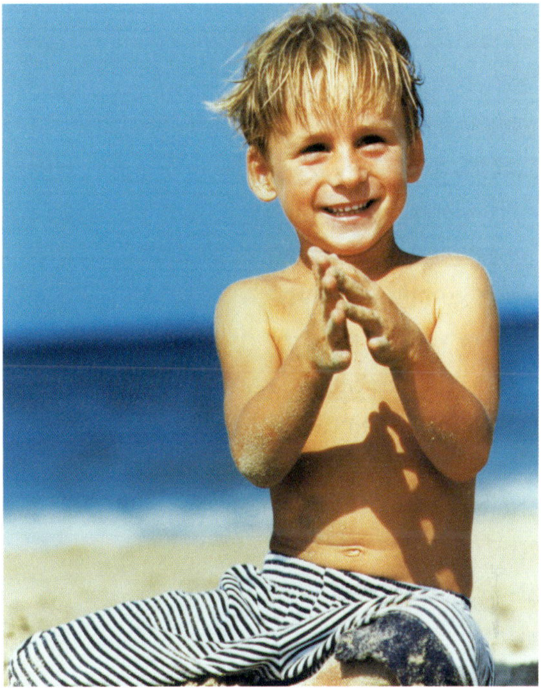

Für Notfälle und auf Reisen

Grippaler Infekt

Camphora D3
bei den ersten Anzeichen eines Infektes

Aconitum D6
hohes Fieber, trockene Haut, Angst, Unruhe

Belladonna D6
hohes Fieber, Schweiß, hochrotes Gesicht, pochende Schmerzen

Ferrum phosphoricum D6
langsam steigendes Fieber, Katarrhe der Atemwege

Eupatorium D6
Fieber, starkes Zerschlagenheitsgefühl, Glieder- und Knochenschmerzen

Phytolacca D4
heftige Halsschmerzen, dunkelrot geschwollene Mandeln und Rachenwand

Kopfschmerzen

Nux vomica D12
Beschwerden bei Alkoholkater, auch mit Übelkeit, Brechreiz und Magenkrämpfen

Gelsemium D12
dumpf drückende Kopfschmerzen, Benommenheit

Magen-Darm-Störungen, Durchfall

Chamomilla D6
Blähungskolik, Brechdurchfall bei kleinen Kindern, oft bei Zahnungsbeschwerden

Pulsatilla D6
Magenbeschwerden und Durchfall nach Durcheinanderessen (Sommerparty)

Ipecacuanha D6
anhaltende Übelkeit und Brechreiz
Cocculus D6
Reiseübelkeit beim Autofahren
Okoubaka D3
Durchfall bei Kostumstellung auf Reisen

Kreislaufschwäche

Veratrum album D4
Schwindel, akute Kreislaufschwäche bis zur Ohnmacht
Carbo vegetabilis D6
Schwindel, Luftnot, labiler Kreislauf vor allem bei alten und geschwächten Menschen

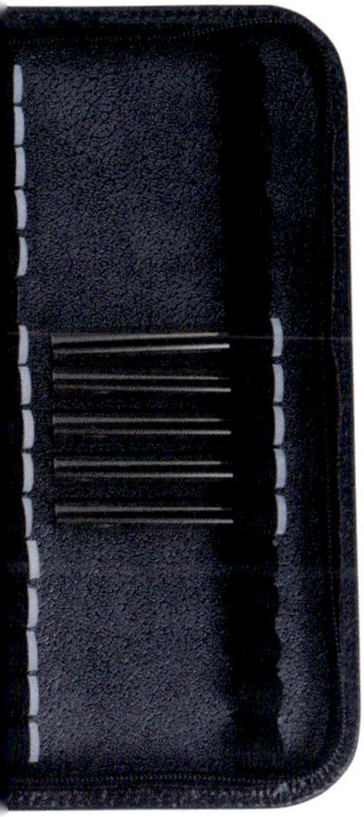

Eine gut sortierte Reiseapotheke hilft gegen manche Unpässlichkeit im Urlaub.

Verletzungen

Arnica D6
Wunden, Verletzungen aller Art, Bluterguss, Muskelkater
Calendula D6
Riss- und Quetschwunden, gestörte Wundheilung
Hypericum D12
Verletzung von nervenreichem Gewebe (Finger, Zehe)
Rhus toxicodendron D12
Sportverletzungen, Muskelkater

Insektenstiche

Apis D6
Bienen- und Wespenstich
Ledum D6
Mücken- und Bremsenstich, kleine Stichwunden

Sonnenbrand, Verbrennungen

Belladonna D6
hochrote Haut, klopfende Schmerzen, Sonnenstich

Cantharis D6
Blasenbildung der Haut

Verzeichnis der Einzelmittel

Stichwortverzeichnis

Im GOVI-Verlag sind ebenfalls erschienen

Alle vorgestellten Bücher können Sie in Apotheken kaufen.

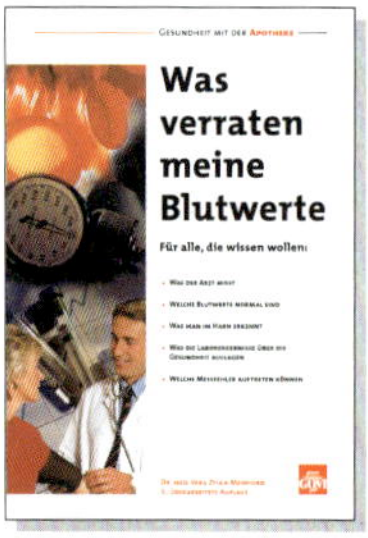

Wie hoch dürfen die Werte für Triglyceride, Cholesterin, Harnsäure oder Zucker sein? Was ist eine Blutsenkung? Und wann können Laborwerte verfälscht sein? Dieses Buch gibt leicht verständliche Antworten auf Ihre Fragen.

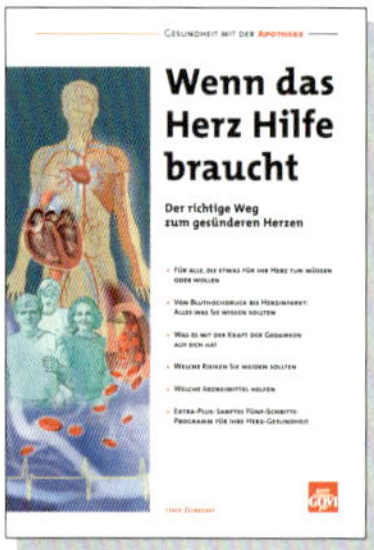

Welche Möglichkeiten es gibt, sich vor Herzinfarkt und Schlaganfall sicher zu schützen, beschreibt dieses Buch. Darin wird besonders auf die Kraft der Gedanken verwiesen und ein sanftes Fünf-Schritte-Programm für die Herzgesundheit angeboten. Mit Herz-Fit-Test.

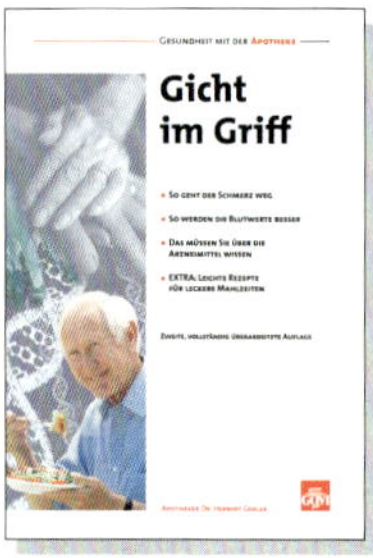

Gicht plagt viele Menschen, im Akutfall mit schier unerträglichen Schmerzen. Im Ratgeber »Gicht im Griff« erfahren Betroffene, was sich hinter dem Begriff »Gicht« genau verbirgt, wie sich die Krankheit äußert, und was man als Patient selbst tun kann, um einen erneuten Gichtanfall zu verhindern. Das geht zum Beispiel mit den im Buch genannten köstlichen Rezepten gegen Gicht.

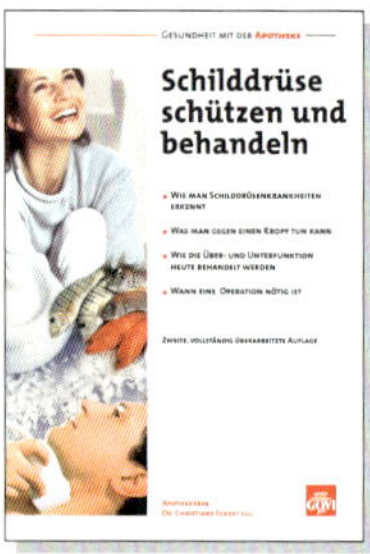

Unerklärlich hektisch oder immer müde? Hinter vielen Alltagsleiden kann mehr stecken: die Schilddrüse. Allein 25 Millionen Menschen in Deutschland leiden unter dem sprichwörtlich überflüssigen Kropf. Wie der ganz einfach zu vermeiden ist, wie die anderen Schilddrüsenkrankheiten behandelt werden, wie welche Tabletten wirken und wann eine Operation sein muss, das alles schildert Ihnen dieser Ratgeber einfach, sicher und verständlich. Als Plus: Fragebogen-Test zur Überprüfung der eigenen Schilddrüse und ein kleines Fachwörter-Lexikon zur Vorbereitung auf das nächste Arztgespräch.

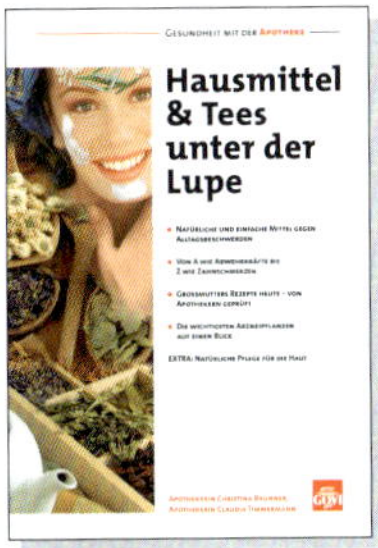

Das Buch für alle, die wissen wollen, wann sich welche Hausmittel eignen und tatsächlich wirken. Traditionelle Heilverfahren und pflanzliche Mittel, deren Wirksamkeit belegt ist. Für über 40 Krankheiten und Beschwerden. Geprüfte Sicherheit also, zusammen mit Tipps und Tricks zum richtigen Anlegen Kneippscher Wickel, zum sicheren Umgang mit ätherischen Ölen und der besten Zubereitung von Heiltees. Dazu alle wichtigen Arzneipflanzen auf einen Blick und Hausmittel gegen Schädlinge in der Wohnung. Das Extra-Plus: Anleitungen zur natürlichen Hautpflege. Zum Verschenken und Selberlesen.

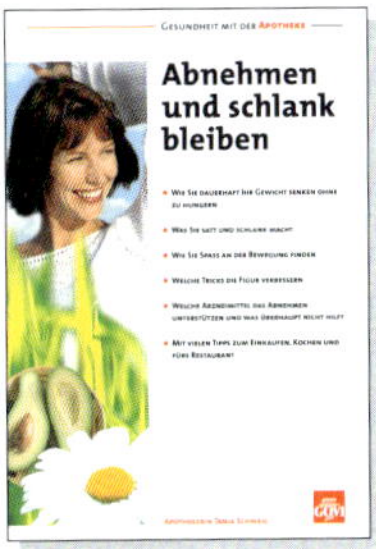

Erfolgreich abnehmen ohne zu hungern, das Wohlfühlgewicht auf Dauer halten, die Figur sichtbar verbessern und dabei auch noch gesünder werden – das geht. Sie müssen keine rigide Diät einhalten. Sie lernen mit diesem Buch, Ihren Stoffwechsel zu verstehen und geschickt zu manipulieren. Sie werden leichter und aktiver. Sie fühlen sich wohler und haben mehr Spaß am Leben. Außerdem erfahren Sie, wann Medikamente Sie unterstützen können und welche pflanzlichen Mittel helfen und welche nicht.

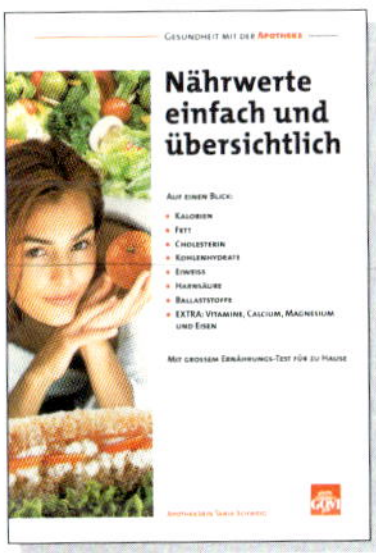

Richtig essen heißt das Geheimrezept für alle, um gesund und fit zu bleiben. Aber auch diejenigen, die erfolgreich abnehmen wollen, auf Cholesterin- und Zuckerwerte achten oder Gichtschmerzen vermeiden müssen, finden in dieser Nährwertetabelle die richtigen Lebensmittel auf einen Blick. Krankheiten werden so vermieden, Arzneimittel in ihrer Wirkung unterstützt oder sogar eingespart und das Wohlgefühl gesteigert. Ein Ernährungs-Test zum Selbermachen sagt Ihnen, was Sie schon richtig machen und was sich verbessern lässt. Die Nährwertetabelle mit über 1000 Lebensmitteln listet alle wichtigen Nährwerte nebeneinander auf. So stellen Sie sich mühelos Ihren individuellen Speiseplan zusammen. Und das besondere Plus: Dieses Buch gibt zusätzliche Hilfestellung, wie Sie sich optimal mit Vitaminen und Mineralstoffen versorgen, zum Beispiel für ein starkes Immunsystem, gesundes Blut und feste Knochen.

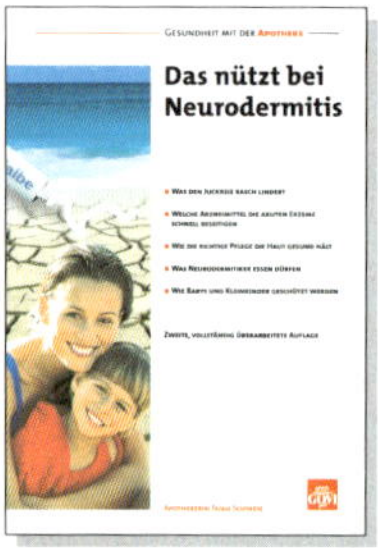

Für alle, die wissen wollen, welche Behandlung bei Neurodermitis tatsächlich wirkt. Von der Hautpflege bis hin zur Arzneimitteltherapie. Mit diesem Buch lernen Betroffene, ihre Haut besser einzuschätzen und entsprechend zu behandeln, Symptome zu lindern oder sogar ganz frei davon zu werden.

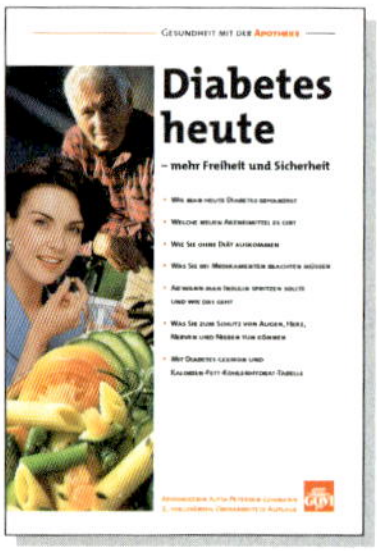

Wichtig für alle Diabetiker: Neue Arzneimittel und aktuelle Erkenntnisse über die Ernährung machen den Diabetikern das Leben leichter und die Gesundheit sicherer. Lesen Sie, wie Sie ohne strenge Diät auskommen können, welche neuen Behandlungsmethoden es gibt, was Sie bei Medikamenten beachten müssen und ab wann Wissenschaftler die Insulinspritze empfehlen. Das besondere Plus: Rezepte für süße Desserts.

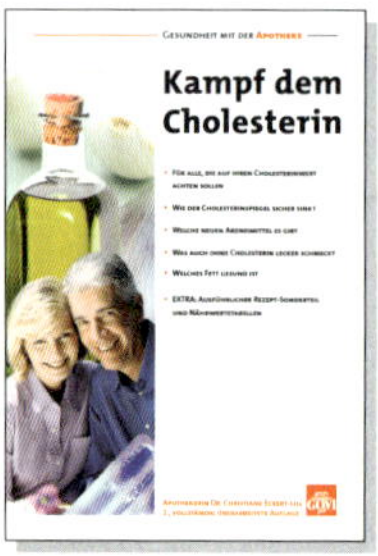

In welcher Form ist Cholesterin besonders schädlich? Welche Menschen sind mehr und welche weniger gefährdet und wie übt Cholesterin überhaupt seinen ungesunden Einfluss aus? Diese und mehr Fragen beantwortet dieser Ratgeber und gibt zusätzlich noch praktische Tipps, die Mut zur Umstellung der Ernährung machen. In verständlicher Sprache werden hier Medikamente und Maßnahmen erklärt, die dazu beitragen, den Cholesterin-Spiegel zu senken. Köstliche Rezeptvorschläge und eine Nährwerttabelle dürfen dabei natürlich nicht fehlen.

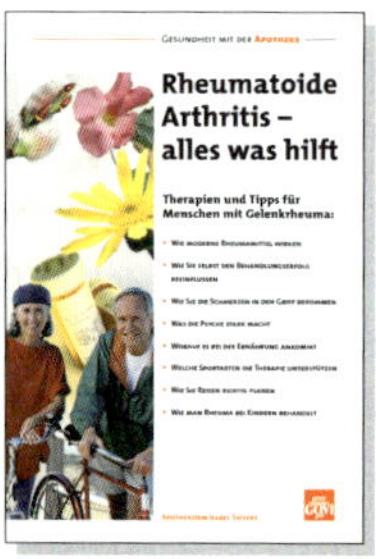

Sich ohne Schmerz bewegen können, von den Launen der Krankheit unabhängig das Leben genießen – diese Ziele erreicht am ehesten, wer sich mit seiner Rheumatoiden Arthritis auskennt. In diesem Ratgeber erfahren Sie alles über bewährte Medikamente gegen das Gelenkrheuma sowie ganz neu eingesetzte Arzneimittel. Und Sie lesen, wie Sie selbst entscheidend zum Therapieerfolg beitragen können, wie Sie die richtigen Ergänzungen zur Schulmedizin finden und auf welche Ernährung es ankommt. Zahlreiche Tipps werden Ihnen den Alltag erleichtern und vieles wieder ermöglichen, was lange unmöglich schien.

Ihre Meinung ist uns wichtig

Sagen Sie uns, der Redaktion des Verlages, wie Ihnen dieses Buch gefällt, was Sie gut finden, und wo es Verbesserungen geben könnte!

Vielen Dank!

Absender:

Wie hat Ihnen dieses Buch gefallen? Und warum? Was fanden Sie gut, was verbesserungswürdig? Der Verlag freut sich über jede Zuschrift!

Ich finde das Buch „Homöopathie leicht gemacht" sehr gut, weil

____

____

Folgendes müsste an dem Buch noch verbessert werden:

____

____

GOVI-VERLAG
Pharmazeutischer Verlag GmbH
Bereich Publikumsmedien
Carl-Mannich-Strasse 26

65760 Eschborn

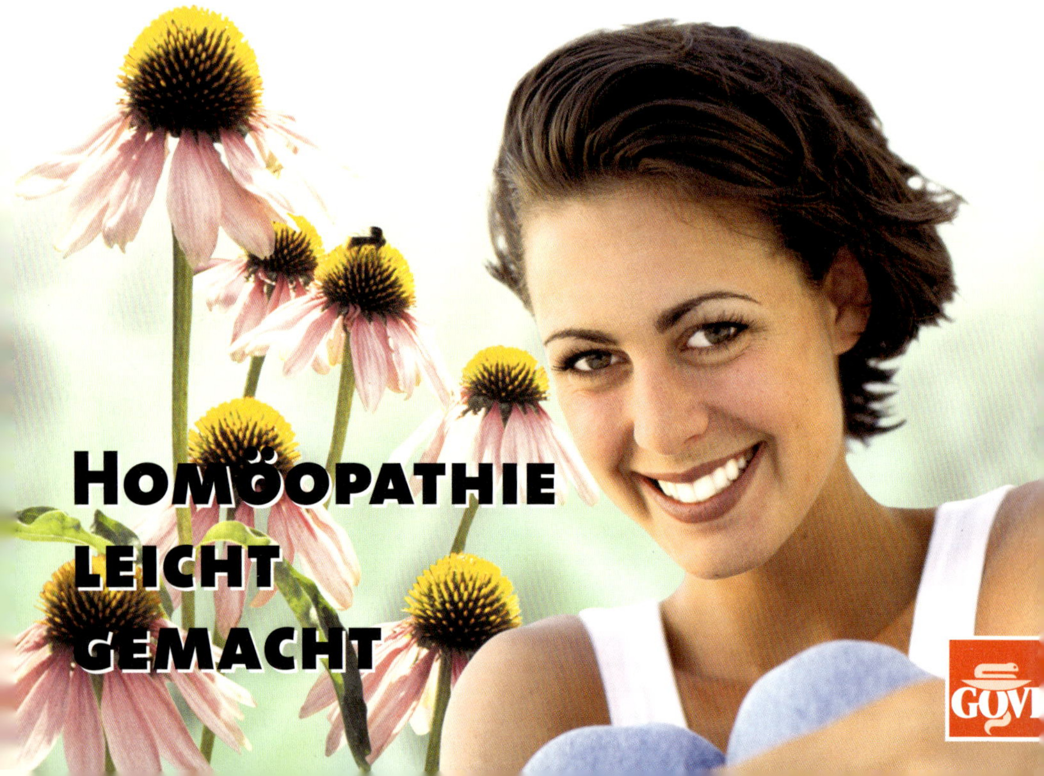
HOMÖOPATHIE
LEICHT
GEMACHT